Julia Hristov

Psychologische Diagnostik mit Kindern und Jugendlichen

Basiswissen und Praxistipps

Julia Hristov

Psychologische Diagnostik mit Kindern und Jugendlichen

Basiswissen und Praxistipps

vml verlag modernes lernen

Unser Buch-Shop im Internet
www.verlag-modernes-lernen.de

Externe Links
Der Verlag weist ausdrücklich darauf hin, dass eventuell im Text enthaltene externe Links vom Verlag nur bis zum Zeitpunkt der Buchveröffentlichung eingesehen werden konnten. Auf spätere Veränderungen hat der Verlag keinerlei Einfluss. Eine Haftung des Verlages ist daher ausgeschlossen.

Veröffentlicht in der Edition:
verlag modernes lernen Borgmann GmbH & Co. KG · Schleefstraße 14 · D-44287 Dortmund

Gesamtherstellung in Deutschland: Löer Druck GmbH, Dortmund

Titelfoto: © Kalim – Adobe Stock

Bestell-Nr. 4366 ISBN 978-3-8080-0871-3

Inhalt

Abbildungs- und Tabellenverzeichnis

Vorwort

Die psychologische Diagnostik stellt einen wesentlichen Bestandteil der therapeutischen Arbeit dar. Ohne eine Diagnostik kann keine angemessene Behandlung einer psychischen Störung erfolgen, sei es eine Psychotherapie, eine Beratung oder medikamentöse Einstellung.
Die Diagnostik im Kinder- und Jugendlichenbereich bringt ein paar Besonderheiten mit sich, die sie von der Arbeit mit Erwachsenen unterscheidet – so werden andere und oftmals mehr Testverfahren angewandt und Bezugspersonen stärker mit einbezogen. Auch ist es mitunter schwieriger ein Arbeitsbündnis herzustellen, wenn externe Stellen wie Schule oder Jugendamt zur Vorstellung und Testung drängen.
Neben einem umfassenden Wissen über Entwicklungsschritte und -aufgaben der jeweiligen Altersstufen bei Kindern und Jugendlichen, sollte der Diagnostiker natürlich ein kompaktes Wissen über die Durchführung und Auswertung von Testverfahren und die Interpretation der Ergebnisse verfügen.
Der vorliegende Praxisleitfaden gibt einen Überblick über allgemeine Aspekte der psychologischen Diagnostik, Besonderheiten in der Arbeit mit Kindern und Jugendlichen und liefert Tipps und Hinweise zur Auswahl von Testverfahren, zur Durchführung der Testung, zum Umgang mit schwierigen Testsituationen und der Vorstellung der Testergebnisse. Darüber hinaus veranschaulichen Falldarstellungen das Geschriebene und zeigen auf, wie Verhaltensbeobachtungen oder psychologische Befunde gestaltet werden können.
Dabei handelt es sich jeweils um Vorschläge und Anregungen, nicht um Richtlinien, die befolgt werden müssen.
Die Fallbeispiele wurden abgeändert und anonymisiert, so dass keine Rückschlüsse auf reale Patienten möglich sind. Sie sollen eine Vorstellung darüber vermitteln, wie Diagnostik in der Praxis aussehen kann und Interesse und Neugier an der diagnostischen Arbeit mit Kindern, Jugendlichen und Eltern wecken.

Julia Hristov

1. Warum Diagnostik?

a. Was ist psychologische Diagnostik?

Der diagnostische Prozess

Der Begriff Diagnostik leitet sich von dem griechischen Wort „diagnosis“ ab, zusammengesetzt aus den Silben „dia“ – mit der Bedeutung „durch, hindurch“ – und „gnosis“ – das für „Wissen“ oder „Erkenntnis“ steht. Diagnostik bedeutet somit durch etwas Wissen oder Erkenntnisse zu gewinnen. Das kann auf unterschiedliche Arten geschehen. In der Medizin werden z. B. körperliche Untersuchungen durchgeführt, Blutwerte bestimmt oder Röntgenaufnahmen angefertigt und die Ergebnisse einem Krankheitsbild zugeordnet. In der Psychologie kann Diagnostik ganz unterschiedliche Bereiche betreffen und verschiedene Methoden und Verfahren umfassen.
Psychologische Diagnostik kommt immer dann zum Einsatz, wenn Merkmale von Personen, Gruppen oder auch Organisationen erfasst werden sollen und beschränkt sich nicht nur auf den klinischen Bereich, bei dem es darum geht, ein Störungsbild zu erkennen, Fördermaßnahmen oder Therapieempfehlungen zu begründen oder den Verlauf einer Störung und deren Behandlung zu beurteilen. So dient Diagnostik auch der Eignungstestung bei der Berufswahl oder wird in Assessment-Centern genutzt, um Bewerber zu selektieren. Zudem wird Diagnostik eingesetzt um psychologische Gutachten zu juristischen Fragestellungen zu erstellen.
Die Methoden und Verfahren, auf die Diagnostiker dabei zurückgreifen, sind sehr vielfältig und abhängig von der jeweiligen Fragestellung. Sie können Gespräche, Verhaltensbeobachtungen, Interview- und Fragebogenverfahren, Intelligenz- und Konzentrationstests oder auch projektive Verfahren umfassen.
Die Merkmale, die im Rahmen einer psychologischen Diagnostik eine wichtige Rolle spielen, sind das beobachtbare Verhalten, Persönlichkeitseigenschaften, Gefühlserleben oder die Leistungsfähigkeit. Aber auch das Selbstbild, Problemlösestrategien und Verarbeitungsmechanismen können von Interesse sein und ergeben sich zum Teil aus den zuvor genannten Merkmalen.
Im klinisch-therapeutischen Bereich sollte vor jeder Therapie unbedingt eine Diagnostik durchgeführt werden, denn ohne Diagnostik kann keine eindeutige Diagnose gestellt werden und ohne Diagnose kann keine angemessene Behandlung erfolgen.
Nach Petermann (2018) setzt sich der diagnostische Prozess aus fünf Schritten zusammen. Zunächst einmal wird eine Fragestellung formuliert, die sich aufgrund

eines Informationsdefizites ergibt (erster Schritt). Sie kann in etwa so lauten: „Ist die Schulvermeidung durch eine emotionale Störung bedingt?“. Kann die Frage empirisch untersucht werden, werden entsprechende Hypothesen formuliert. Diese können im klinischen Bereich Differenzialdiagnosen betreffen oder sich auf Ursachen und aufrechterhaltende Faktoren beziehen (zweiter Schritt) („Liegt eine kognitive Überforderung vor?“). Im nächsten Schritt erfolgt die Datenerhebung der relevanten Merkmale (u.a. Intelligenz, emotionale Belastung). Hier kommen oben genannte Verfahren zum Einsatz (dritter Schritt). Die Ergebnisse führen zu einer Urteilsbildung (vierter Schritt), die dann wiederum eine Diagnose und Prognose begründet (fünfter Schritt).
Der diagnostische Prozess sollte folgende Fragestellungen beantworten: Zunächst muss festgestellt werden, ob überhaupt eine Störung bei dem Kind oder Jugendlichen vorliegt und eine entsprechende Diagnose vergeben werden kann. Es sollten auslösende (intrapsychische, familiäre, soziokulturelle, biologische) und aufrechterhaltende Faktoren identifiziert werden. Wichtig sind auch protektive Faktoren und Ressourcen des Betroffenen und der Familie, die eine Verschlechterung der Symptomatik verhindern oder sogar eine Besserung herbeiführen und im Rahmen einer Therapie genutzt werden können. Oftmals sind sie der Familie gar nicht bewusst. Zuletzt erfolgt eine Einschätzung bezüglich der Prognose des Störungsverlaufs und der Notwendigkeit und Effektivität von Interventionen bspw. einer Beratung oder Therapie.

Ambulante und stationäre Diagnostik

Diagnostik kann im ambulanten, teil- oder vollstationären Setting stattfinden. Abhängig ist dies u.a. vom Störungsbild selbst, der Ausprägung der Symptome und der Gefährdung der Patienten.
Ambulant findet üblicherweise nach einer telefonischen Anmeldung zunächst ein Erstgespräch statt, in dem die Anamnese erhoben wird. Im Anschluss erfolgen Termine zur Testung. Der Diagnostiker überlegt im Vorfeld, durch welche Verfahren er Erkenntnisse in Bezug auf seine Hypothesen gewinnen kann. Aufgrund der begrenzten zeitlichen Ressourcen werden mehrere Verfahren in einem Termin durchgeführt, was für das Kind oder den Jugendlichen, aber auch für den Diagnostiker selbst, sehr anstrengend und ermüdend sein kann. Evtl. werden den Eltern Fragebögen zur Bearbeitung mit nach Hause gegeben. Stehen mehrere Diagnostiktermine zur Verfügung, können die Verfahren darauf aufgeteilt und aufgrund der ersten Testergebnisse gegebenenfalls angepasst und ergänzt werden. Dies ist dann der Fall, wenn während des Termins zusätzliche Symptome berichtet werden, die es abzuklären gilt. Sollten die angesetzten Termine nicht ausreichen um die eingangs formulierte Fragestellung zu beantworten, wird eine

erweiterte Diagnostik empfohlen und durchgeführt bis eine gesicherte Diagnose gestellt werden kann. Bei Unsicherheiten oder Unklarheiten sollte man sich nicht zu einer voreiligen Diagnose verleiten lassen nur weil die angesetzten Termine aufgebraucht sind.
Im stationären und teilstationären Bereich kann eine Testung leichter auf mehrere, auch kürzere Termine verteilt werden, als dies oftmals im ambulanten Setting möglich ist, da sich die Patienten täglich auf Station befinden. So kann bspw. individueller auf nachlassende Konzentration und Aufmerksamkeit reagiert werden, indem man den Termin zu einem späteren Zeitpunkt fortsetzt. Bearbeiten Kinder oder Jugendliche Fragebögen eigenständig, können fehlende Werte zeitnah nacherhoben werden. Auch kann ein zusätzliches Verfahren mit geringem Aufwand durchgeführt werden, wenn die vorliegenden Ergebnisse noch nicht ausreichend sind.
Testverfahren sollten jedoch bei Patienten nur dann eingesetzt werden, wenn diese in der Lage scheinen, sie auch angemessen bearbeiten zu können. Das schließt akute Krisensituationen aus, die im stationären Setting aufgrund der gravierenderen Störungsbilder deutlich häufiger auftreten können als ambulant. Gespräche und Verhaltensbeobachtungen sind dagegen jederzeit möglich und wichtig.
Diagnostik kann im Verlauf und zum Abschluss einer Therapie Aufschluss geben über Veränderungen im Erleben des Patienten und *über* die Wirksamkeit verschiedener Interventionen. Bei Entlassung aus der stationären Behandlung sind psychische Symptome selten verschwunden, jedoch soweit zurückgegangen, dass eine ambulante Therapie anschließen kann. Für diese kann eine „Bestandsaufnahme" der noch vorhandenen Symptome und deren Ausprägung hilfreich sein. Durch den wiederholten Einsatz eines Fragebogens, der zu Beginn der Behandlung die Ausprägung bestimmter Symptome erfasst hat, können Veränderungen konkret gemessen und neue Therapieziele für die ambulante Therapie formuliert werden.
Der Umfang einer Diagnostik kann sowohl ambulant als auch stationär sehr stark variieren und ist individuell festzulegen. So werden teilweise *überwiegend* Informationen und Erkenntnisse aus dem Erstgespräch, der Anamneseerhebung und Verhaltensbeobachtung gezogen oder aber ganze Testbatterien an psychologischen Verfahren eingesetzt, letzteres mit hohem Zeit- und Kostenaufwand. Beide Vorgehensweisen können unter verschiedenen Umständen angemessen und effektiv sein, sollten jedoch unbedingt an die Patienten und die jeweilige Fragestellung angepasst werden. Nicht immer muss und sollte jedes zur Verfügung stehende Verfahren durchgeführt werden.

So ist z. B. eine Intelligenztestung notwendig um bei Problemen und Verhaltensauffälligkeiten in der Schule eine kognitive Überforderung auszuschließen. Daraus würde sich ein anderer Behandlungsansatz ergeben, als wenn die Ursache für Schulprobleme eine emotionale Störung ist. Stellt sich dagegen eine Jugendliche mit emotionaler Belastung vor, bei durchschnittlichen Schulnoten und unauffälligem Verhalten in der Schule kann erwogen werden, zunächst auf eine zeitintensive Leistungstestung zu verzichten und diese bei Bedarf im Verlauf nachzuholen. Sowohl im stationären als auch im ambulanten Bereich stellt sich oftmals die Frage, ob man als zukünftiger Therapeut die Diagnostik bei seinen Patienten selbst durchführen sollte oder diese an einen Kollegen abgibt. Gründe, die für eine Trennung von Diagnostik und Therapie sprechen, beziehen sich auf die grundlegend unterschiedlichen Rahmenbedingungen. Eine Diagnostik ist in der Regel strukturierter und der Ablauf wird durch den Diagnostiker bestimmt. Sie zielt auf das Erfassen von Leistung, stellt Aufgaben, die es zu bewältigen gilt. Das Kind oder der Jugendliche hat vielleicht das Gefühl, bewertet und beurteilt zu werden. Dies kann die therapeutische Beziehung beeinflussen. In einer Therapiestunde hat überwiegend das Kind Einfluss auf den Ablauf und inhaltliche Themen. Die unterschiedliche Rolle, die der Therapeut in der Diagnostik und im therapeutischen Arbeiten einnimmt, kann das Kind verwirren und in der Therapiestunde hemmen, sich zu öffnen, weil es Angst hat, auch dann bewertet und beurteilt zu werden.
Manchmal gibt es aber keine andere Möglichkeit, als die Diagnostik selbst durchzuführen. Insbesondere als Angestellter im stationären Bereich, wenn es keine weiteren Psychologen oder Kinder- und Jugendlichenpsychotherapeuten auf Station gibt. Das kann ebenso Vorteile haben, denn zu dem Kind wurde durch das Erstgespräch oder auch weitere Gespräche schon eine Beziehung aufgebaut und es sieht sich nicht wieder einem Fremden gegenüber, dem es erneut über seine Symptomatik berichten soll. Dadurch kann es sich evtl. besser auf die Aufgaben einlassen. Selbst Testsituationen mit dem Kind zu erleben, kann auch für den Therapeuten erkenntnisreich sein. Zwar dokumentiert der testende Kollege Äußerungen und Verhalten des Patienten, jedoch richtet dieser vielleicht sein Augenmerk auf ganz andere Aspekte, als die, die für den Therapeuten interessant wären. Informationen können dadurch verloren gehen. Führt man selbst die Testung durch, sollte im Vorfeld klar besprochen werden, dass es sich bei dem Termin um einen reinen Diagnostiktermin handelt und diesen dann auch nicht mit anderen (therapeutischen) Inhalten mischen.

„Ansehen" der Diagnostik

Obwohl Diagnostik einen sehr großen Anteil der Arbeit von Psychologen und auch Psychotherapeuten ausmacht, ist sie bei Vielen nicht besonders beliebt und wird zu Unrecht häufig als „langweilig", „trocken" oder „notwendiges Übel" bezeichnet. Hierfür gibt es vielfältige Gründe.

Der Unmut über die Diagnostik beginnt oftmals schon sehr früh in der Ausbildung zum Kinder- und Jugendlichenpsychotherapeuten. Insgesamt muss vor der Zwischenprüfung eine praktische Tätigkeit über 1800 Stunden abgeleistet werden, in psychiatrischen oder psychosomatischen Kliniken, Ambulanzen oder therapeutischen Praxen. Nach einer Einarbeitungsphase besteht die Hauptaufgabe der Ausbildungskandidaten während dieser Zeit in der Durchführung von Diagnostik. Das bedeutet Handbücher lesen, Tests durchführen, auswerten, Befunde schreiben – Woche um Woche. Im Vergleich zur therapeutischen Arbeit – was ja das eigentliche Ziel der angehenden Psychotherapeuten bei der Berufswahl ist – klingt dies sehr eintönig und erzeugt Frust. Noch dazu wird die praktische Tätigkeit sehr gering oder gar nicht vergütet, was zudem den Eindruck entstehen lässt, dass Diagnostik eine „minderwertige" Arbeit ist.

Dabei ist genau das Gegenteil der Fall. Wie schon erwähnt, ist ohne das Stellen einer adäquaten Diagnose keine angemessene therapeutische Behandlung möglich. Zudem ist es für den weiteren Verlauf wichtig, wie die Diagnostik abläuft und mit welchem Eindruck und Gefühl die Kinder, Jugendlichen und Eltern zurückbleiben. Schon hier setzen im Prinzip die therapeutische Arbeit und vor allem der Beziehungsaufbau an. Die Art und Weise des Diagnostikprozesses kann die Motivation zu einer anschließenden Therapie fördern oder abschwächen, je nachdem ob man sich verstanden und angenommen fühlt oder auf einen lustlosen und gelangweilten Diagnostiker trifft. Um sich angenommen zu fühlen, braucht es jemanden, der sich erst mal Zeit nimmt, genau hinzusehen und herauszufinden, was eigentlich los ist und nicht blind „drauflos therapiert".

Zum wiederholten Male eine sehr aufwändige Leistungstestung durchzuführen mit immer denselben Aufgaben in derselben Reihenfolge und denselben Instruktionen, kann zu Unmut oder gar Ärger führen, die Motivation und Konzentration des Testleiters negativ beeinflussen und bei der Testperson das Gefühl entstehen lassen, es liege an seiner Person. Hilfreich ist es dann, sich ins Gedächtnis zu rufen, dass – auch wenn es für einen selbst die hundertste Durchführung ist – das Kind oder der Jugendliche oftmals zum ersten Mal diesen Test macht und seine Aufmerksamkeit darauf lenken, mit welcher Haltung derjenige an die Aufgaben geht, welche Strategien er anwendet, wie er auf Erfolg und Misserfolg reagiert oder wie er seine Leistung beurteilt. Auch löst jedes Kind und jeder Jugendliche etwas anderes bei dem Diagnostiker aus. Es gibt Jugendliche, die überheblich auftreten, bei denen man Schadenfreude verspürt, wenn sie eine Aufgabe nicht lösen können oder sich vornimmt sehr genau und streng zu bewerten um denjenigen „von seinem hohen Ross zu holen".

Dagegen trifft man dann wieder auf Jugendliche, bei denen man merkt, wie sehr sie sich anstrengen und doch immer knapp danebenliegen. Es können Gedanken und Gefühle aufkommen wie „Ich weiß ja, dass er das Richtige meint, da drück ich mal ein Auge zu." oder „Ich sehe ja, dass er es kann und bestimmt nur aufgeregt ist. Es macht doch nichts, wenn ich ihm noch fünf Sekunden mehr Zeit gebe." Diesem Impuls sollte natürlich auf keinen Fall nachgegeben werden, aber die Wahrnehmung dessen, was das Gegenüber auslöst, kann für die Diagnosefindung sehr aufschlussreich sein. Besonders Überlegungen dazu, was sich dahinter verbergen mag. Im erst genannten Beispiel können es Versagensängste des Kindes sein, die durch ein übersteigertes Selbstbild kompensiert werden. Das wahrgenommene Mitgefühl im zweiten Beispiel kann ein Hinweis darauf sein, dass das Kind auch in der Schule nachsichtiger beurteilt wird, weil seine Lehrer ähnlich empfinden und dadurch immer wieder Anforderungen an es gestellt werden, die es nicht erfüllen kann.

Es gibt noch weitere Gründe, weshalb die Diagnostik von Vielen als „Übel" angesehen wird. So wird das therapeutische Arbeiten als deutlich interessanter und auch erfüllender erlebt, als die davor anstehende Diagnostik. Nachdem man sich im Erstgespräch einen Eindruck über die Probleme und das erlebte Leid des Patienten oder der gesamten Familie verschafft hat, möchte man gerne direkt in den therapeutischen Prozess einsteigen um den Leidensdruck zu mindern. Dabei ist ja gerade das nicht effektiv möglich, ohne vorherige Diagnosestellung. Nicht selten verläuft der Diagnostikprozess überraschend und liefert erst Anhaltspunkte für angemessene Interventionen. Wie sollte man einen 8-jährigen Jungen behandeln, der als traurig beschrieben wird, häufig unter Bauchschmerzen leidet und zunehmend die Schule meidet, wenn man nicht weiß, welche Ursachen zugrunde liegen? Die Symptome können Ausdruck einer Angststörung, einer depressiven Episode oder einer schulischen Überforderung sein oder als Reaktion auf wahrgenommene Ausgrenzung durch andere entstehen. Entsprechend kann sich eine angemessene, Symptom reduzierende Therapie auf die Behandlung der Angst oder Depression, unter Umständen mit medikamentöser Unterstützung, eine schulische Entlastung oder Selbstwertsteigerung beziehen. Eine Entscheidung darüber kann erst nach einer umfassenden Diagnostik getroffen werden. Natürlich könnte man auch mit dem Kind an seinem Selbstwert arbeiten, sein Selbstwirksamkeitserleben fördern oder seine soziale Kompetenz steigern. All dies würde mit Sicherheit nicht schaden und dem Kind vielleicht sogar ein wenig Entlastung bringen. Wenn das eigentliche Problem jedoch in einer intellektuellen Überforderung liegt, die zu anhaltendem Frust und Versagenserleben führt, dann ist die Ursache nicht erkannt, bleibt bestehen und belastet weiterhin.

Viele Diagnostiker und Behandler klagen darüber, Symptome der Patienten – und damit die Patienten selbst – in ein bestehendes Klassifikationssystem einordnen zu müssen, das diese besonders im Kinder- und Jugendbereich häufig nicht einmal annähernd angemessen abbildet. In Deutschland ist aktuell die von der Weltgesundheitsorganisation herausgegebene ICD 10 (International Statistical Classification of Diseases and Related Health Problems, 10. Fassung) maßgebend *für das Vergeben von Diagnosen. Darin sind* in Kapitel V mit den Ziffern F00-F99 psychische und Verhaltensauffälligkeiten aufgeführt. Obwohl es eine Untergruppe gibt, die Verhaltens- und emotionale Störungen mit Beginn in Kindheit und Jugend (F90-F98) auflistet, muss man zur Einordnung vieler Störungsbilder auf andere Gruppen ausweichen, die sich in der Beschreibung der Symptome überwiegend an Störungsbildern und Verläufen bei Erwachsenen orientieren. Jetzt möchte man seinen Patienten ja keinen Stempel aufdrücken und auf gar keinen Fall einen, der gar nicht richtig passt. Dennoch ist eine Klassifikation Voraussetzung zur Übernahme der Behandlungskosten durch die Krankenkasse. Eine Klassifikation sollte jedoch nicht als vorrangiges oder einziges Ziel der Diagnostik angesehen werden, sondern der Erkenntnisgewinn über das Kind/den Jugendlichen, die mögliche Abgrenzung von anderen Störungsbildern und die darauf aufbauende Behandlungsplanung.

b. Klassifikationssysteme

International Classification of Diseases (ICD)

In Europa werden Diagnosen entsprechend der ICD 10 verschlüsselt, der International Classification of Diseases in der 10. Fassung. Die ICD 10 umfasst 22 Kapitel, die sich mit unterschiedlichen Störungen, Krankheitsbildern und Gesundheitsproblemen befassen – darunter Krankheiten des Nervensystems, der Atemwege, der Haut, usw. Für Psychologen und Psychiater ist vorrangig Kapitel V von Bedeutung, da dort mit dem Buchstaben F psychische Probleme und Verhaltensauffälligkeiten aufgelistet sind. Ziffern nach dem Buchstaben F stehen für verschiedene Untergruppen und differenzieren innerhalb diesen Gruppen weiter. Insgesamt liegen zehn Untergruppen vor, die die Bandbreite an psychischen und Verhaltensauffälligkeiten umfassen. Zudem gibt es eine Kategorie nicht näher bezeichneter psychischer Störungen. Abbildung 1 gibt eine Übersicht über die Bereiche innerhalb der F-Kategorie.

- F0 Organische, einschließlich symptomatischer psychischer Störungen
- F1 Psychische und Verhaltensstörungen durch psychotrope Substanzen
- F2 Schizophrenie, schizotype und wahnhafte Störungen
- F3 Affektive Störungen
- F4 Neurotische, Belastungs- und somatoforme Störungen
- F5 Verhaltensauffälligkeiten mit körperlichen Störungen und Faktoren
- F6 Persönlichkeits- und Verhaltensstörungen
- F7 Intelligenzminderung
- F8 Entwicklungsstörungen
- F9 Verhaltens- und emotionale Störungen mit Beginn in der Kindheit und Jugend
- F99 Nicht näher bezeichnete psychische Störungen

Abbildung 1: Subgruppen innerhalb der F-Kategorie des ICD 10

Die einzelnen Untergruppen sind wiederum untergliedert, um die Diagnose zu präzisieren. Für F9 – Verhaltens- und emotionale Störungen in der Kindheit und Jugend – ist diese weitere Untergliederung in Abbildung 2 dargestellt.

- F90 Hyperkinetische Störungen
- F91 Störungen des Sozialverhaltens
- F92 Kombinierte Störung des Sozialverhaltens und der Emotionen
- F93 Emotionale Störungen des Kindesalters
- F94 Störungen sozialer Funktionen mit Beginn in der Kindheit und Jugend
- F95 Ticstörungen
- F98 Andere Verhaltens- und emotionale Störungen mit Beginn in der Kindheit und Jugend

Abbildung 2: Unterteilung der F9-Gruppe

Auch für jeden dieser Bereiche gibt es weitere Differenzierungen, so dass eine möglichst genaue, abgrenzende Diagnosestellung möglich ist. So sind bspw. die emotionalen Störungen des Kindesalters (F93) unterteilt in die emotionale Störung mit Trennungsangst, phobische Störung des Kindesalters, Störung mit sozia-

ler Ängstlichkeit des Kindesalters, emotionale Störung mit Geschwisterrivalität, sonstige und nicht näher bezeichnete emotionale Störungen des Kindesalters.
Für jedes Störungsbild liegen Kriterien vor, die zur Vergabe der Diagnose erfüllt sein müssen. Diese beziehen sich auf Symptome, aber auch darauf, wie lange diese andauern und wie häufig oder in welchen Situationen sie auftreten müssen. Ebenso sind Differentialdiagnosen und Ausschlusskriterien aufgeführt.
Eine Revision der ICD 10, die ICD 11, wurde im Juni 2018 von der Weltgesundheitsorganisation vorgestellt und soll 2019 durch die Weltgesundheitsversammlung (WHA: World Health Assembly) verabschiedet werden. Voraussichtlich wird diese ab 01.01.2022 in Kraft treten und offiziell die aktuelle Version, die ICD 10, ablösen. Neuerungen sind z. B., dass die Computerspielsucht als Störungsbild anerkannt wird, was in der ICD 10 bisher in einer anderen Kategorie verschlüsselt werden muss, oder Transgender nicht mehr als psychisch oder verhaltensgestört eingestuft werden.

Diagnostic and Statistical Manual of Mental Disorders (DSM)

In den USA werden psychische Diagnosen anhand des DSM V, des Diagnostic and Statistical Manual of Mental Disorders in der fünften Fassung, gestellt. Das DSM wird von der American Psychiatric Association (APA) herausgegeben und listet in 22 Kategorien psychische Störungen auf. Im Gegensatz zur ICD 10 umfasst es keine somatischen Krankheitsbilder. Die Beschreibungen der Störungsbilder sind präziser und stärker am empirischen Forschungsstand orientiert als in der ICD 10. Beide Klassifikationssysteme sind unabhängig einer Therapieschule, so dass Verhaltenstherapeuten ebenso wie tiefenpsychologisch oder systemisch arbeitende Therapeuten Diagnosen damit stellen können.

Multiaxiales Klassifikationsschema (MAS)

Um dem Umstand Rechnung zu tragen, dass psychiatrische Diagnosen verschiedene Ebenen umfassen, ist in der Weiterentwicklung der ICD das Multiaxiale Klassifikationsschema für psychische Störungen des Kindes- und Jugendalters (MAS) entstanden. Es ermöglicht anhand weiterer Achsen eine umfassendere Auflistung aktuell vorliegender Störungen und Krankheitsbilder, aber auch belastender Lebensumstände – so können Ursachen oder aufrechterhaltende Faktoren angegeben werden. Es folgt eine Übersicht mit stichwortartiger Kurzbeschreibung der sechs Achsen des Schemas.

- Achse 1: klinisch-psychiatrisches Syndrom
  Diagnose aus dem F-Kapitel der ICD 10, aus der F8-Untergruppe jedoch nur F84
- Achse 2: Entwicklungsstörungen
  Diagnosen F80 – F89, ausgenommen F84

- Achse 3: Intelligenzniveau
  anhand der Testergebnisse oder aufgrund einer klinischen Einschätzung, auch F7-Diagnosen, wenn sie nicht hauptursächlich für die vorliegende Symptomatik sind, in diesem Fall können sie auch auf der ersten Achse kodiert werden
- Achse 4: körperliche Symptomatik
  aktuelle somatische Krankheitsbilder, Diagnosen anhand weiterer ICD-Kapitel
- Achse 5: assoziierte aktuelle abnorme psychosoziale Umstände
  Sofern diese aktuell sind, werden u. a. Belastungen aufgeführt wie psychische Störungen oder Behinderungen in der Familie, inadäquate oder verzerrte intrafamiliäre Kommunikation, abnorme Erziehungsbedingungen, sexueller Missbrauch ... Kodiert wird dies oftmals mit einer Ziffer des Z-Kapitels der ICD 10, diese beziehen sich auf Faktoren, die den Gesundheitszustand beeinflussen und zur Inanspruchnahme von Gesundheitsdiensten führen
- Achse 6: globale Beurteilung des psychosozialen Funktionsniveaus
  Diese Achse gibt eine Auskunft darüber, inwiefern das Kind oder der Jugendliche in der Lage ist, seinen Alltag zu meistern, die Schule zu besuchen, soziale Beziehungen aufrechtzuhalten, Interessen und Hobbys zu verfolgen. Bestimmte Störungsbilder gehen dabei nicht per se mit einem bestimmten Grad an Funktionsniveau oder Einschränkungen einher, es wird immer individuell, unabhängig der Diagnose beurteilt. Die Wahrscheinlichkeit eines geringeren Funktionsniveaus ist bei schwerwiegender Störung oder umfassenderer Beeinträchtigung jedoch erhöht. So weisen Jugendliche mit einer schizophrenen Störung in der Regel ein deutlich geringeres Funktionsniveau auf, als Jugendliche mit einer leichten depressiven Episode. Vergeben werden die Ziffern 0 (hervorragende Anpassung in allen Gebieten) bis 8 (benötigt ständige Betreuung), eine 9 ist zu kodieren, wenn keine Einschätzung vorgenommen werden kann

Wie eine solche Klassifikation anhand des MAS aussehen kann, zeigt Abbildung 3.

Achse I	F90.1 hyperkinetische Störung mit Störung des Sozialverhaltens
Achse II	F81.0 Lese- und Rechtschreibstörung
Achse III	Durchschnittlich
Achse IV	keine
Achse V	Z62.5 Mangel an Wärme in der Eltern-Kind-Beziehung
Achse VI	4, ernsthafte soziale Beeinträchtigung in mind. zwei Bereichen

Abbildung 3: Beispiel einer Klassifikation anhand des MAS

Operationalisierte Psychodynamische Diagnostik im Kindes- und Jugendalter (OPD-KJ)

Die Operationalisierte Psychodynamische Diagnostik (OPD) gilt als Kernstück der psychodynamischen Diagnostik, basiert auf einem theorieübergreifenden Konsens verschiedener tiefenpsychologischer Schulen und verbindet Ansätze der Ich-, Selbst-, Trieb-, Objekt- und Bindungstheorie. Diagnostik nach der OPD ist sehr aufwendig und zeitintensiv, lohnt sich jedoch, weil sich daraus eine sehr gute Therapieplanung ableiten lässt.

Sie stützt sich auf Berichte des Patienten, die zum Teil in Interviewform erhoben werden, auf das Beziehungserleben und Einschätzungen durch den Therapeuten und ist als Ergänzung zum MAS zu sehen. Die OPD kann zur Therapieplanung und -überprüfung genutzt werden. Die OPD-KJ (Arbeitskreis OPD-KJ-2, 2016), die sich auf den Kinder- und Jugendlichenbereich bezieht, setzt sich aus vier Achsen zusammen – Beziehung, Konflikt, Struktur und Behandlungsvoraussetzungen – die nachfolgend kurz erläutert werden.

- Die Achse „Beziehung“ setzt die Struktur des Selbst in Beziehung zu anderen. Maßgebend sind dabei beobachtbare Ich-Funktionen und Fähigkeiten unter der Annahme eines stabilen, sich wiederholenden Beziehungsverhaltens. Erfasst wird, wie der Patient sich selbst erlebt, wie er andere wahrnimmt und wie er durch andere erlebt wird. Sowohl beobachtbares, durch den Therapeuten wahrgenommenes, als auch berichtetes Beziehungserleben spielen dabei eine Rolle.
- Die Achse „Konflikt“ geht davon aus, dass Konflikte als intrapsychisch anzusehen sind und sich auf Themen beziehen, die entsprechend der Entwicklungsstufen von jedem bearbeitet werden müssen. Relevant für das Ausbilden psychischer Störungen sind sie, wenn sie zeitlich überdauernd und als entwicklungshemmend anzusehen sind und einen Einfluss auf die Beziehungsgestaltung des Betroffenen haben. Sie werden als belastend oder überfordernd erlebt, da sie entgegengesetzte Erlebens- und Handlungsperspektiven haben. Somit mobilisieren sie Regulationsmechanismen, die zu Symptomen als „Schein-Lösungen“ führen können.
- In Abhängigkeit dreier Altersstufen (von 1,5 bis 5 Jahre, von 6 bis 12 Jahre und ab 13 Jahren) werden Verhaltens- und Erlebensmuster geschildert, die bei Vorliegen eines dieser Konfliktmuster in Erscheinung treten. Dabei wird zwischen einem aktiven und einem passiven Verarbeitungsmodus unterschieden. Der aktive Modus ist gekennzeichnet durch Abwehr und Reaktionsbildung, wohingegen der passive Modus regressive Abwehrprozesse aufweist. Beispiele solcher Konflikte sind: Abhängigkeit vs. Autonomie, Versorgung vs. Kontrolle, Selbstwert- und Identitätskonflikte.

- Die Achse „Struktur“ bezieht sich in Abhängigkeit des Entwicklungsalters auf die Bereiche Selbst- und Objekterleben, Steuerung und Abwehr sowie kommunikative Fähigkeiten. Je niedriger ein Strukturniveau anzusehen ist, desto eher zeigen sich Störungen unter auftretenden Belastungen. Die Struktur des Selbst zeigt sich in der Fähigkeit zur Selbstwahrnehmung und –steuerung, zur Abwehr, Objektwahrnehmung, Kommunikation und Bindung.
- Die Achse „Behandlungsvoraussetzungen“ erfasst subjektive Dimensionen in Bezug auf das Krankheitserleben, Ressourcen und Therapievoraussetzungen. Sie gibt subjektiv erlebte Beeinträchtigungen wieder, aber auch den Krankheitsgewinn, die Veränderungsmotivation und die Unterstützung, die ein Patient von seinem Umfeld erfährt.

c. Psychologische Diagnostik mit Kindern und Jugendlichen

Warum sollte mit Kindern und Jugendlichen überhaupt eine psychologische Diagnostik durchgeführt werden? Die Antwort darauf scheint naheliegend. Man sollte eine Testung veranlassen, wenn in der Entwicklung, im Verhalten oder emotionalen Erleben des Kindes oder Jugendlichen Auffälligkeiten vermutet werden und der Verdacht einer psychischen Störung besteht.
Diagnostik erfüllt darüber hinaus gerade im Kinder- und Jugendlichenbereich noch weitere Zwecke. So kann sie angewandt werden um Art und Umfang von Fördermaßnahmen festzulegen. Dies kann z. B. bei einem Kind mit Lese-Rechtschreibschwäche ein gezielt ausgelegter Förderunterricht sein oder bei einer Jugendlichen mit stark ausgeprägter Angststörung eine zusätzliche ambulante Jugendhilfemaßnahme durch das zuständige Jugendamt um diese in Alltagssituationen zu begleiten und zu stärken.
Zudem findet Diagnostik ihren Einsatz im Rahmen der psychologischen Gutachtenerstellung. Fragestellungen beziehen sich bei Kindern und Jugendlichen u. a. auf die Schuldfähigkeit bei kriminellen Handlungen, auf das Sorgerecht der Eltern oder die Notwendigkeit von bestimmten Behandlungsmaßnahmen, wie eine geschlossene Unterbringung, die dann auch bei fehlender Krankheitseinsicht gegen den Willen des Jugendlichen durchgeführt werden können. Ein solches Gutachten sollte nicht durch den Therapeuten des Betroffenen selbst erstellt werden um die Kriterien der Objektivität, Unabhängigkeit und Neutralität zu gewährleisten.
Im Folgenden wird auf Besonderheiten eingegangen, die die Diagnostik mit Kindern und Jugendlichen von der Arbeit mit Erwachsenen unterscheiden und die den Diagnostikprozess und die Diagnosestellung beeinflussen können.

Motivation zur Vorstellung

Erste Symptome einer Störung werden oftmals von den Eltern oder Kindern und Jugendlichen selbst bemerkt, wobei dies dann nicht direkt zur diagnostisch Abklärung führen muss. Ob ein Therapeut aufgesucht wird oder nicht, hängt sehr stark von dem Leidensdruck, aber auch von der Einstellung der Eltern zu einer Psychotherapie ab. Immer noch ist das Aufsuchen einer psychologischen Praxis, Ambulanz oder gar Klinik mit Scham besetzt. Auch im Umfeld kann dies als Schwäche ausgelegt werden und zu Gerede führen. Mitunter wird befürchtet, dass sich Bekannte und Freunde abwenden, weil sie nichts mit „Psychos“ zu tun haben wollen. Sehen Eltern sogar den Umstand, dass ihr Kind evtl. eine psychotherapeutische Behandlung benötigt, als ihr eigenes „Versagen“ an, ist die Hürde noch größer, Hilfe in Anspruch zu nehmen. Der Diagnostiker sollte darauf empathisch und verständnisvoll reagieren und die Bedenken, Ängste und Schuldgefühle aufgreifen.

Im Gegensatz zum Erwachsenenbereich sind es bei Kindern und Jugendlichen häufig auch Kindergärten, Schulen oder Jugendämter, die zu einer Diagnostik raten bzw. sogar drängen. Eine solche externe „Motivation“ zur Behandlung kann Widerstände bei der betroffenen Familie auslösen und die Kooperationsbereitschaft negativ beeinflussen, insbesondere, wenn z. B. die weitere Beschulung von den Ergebnissen der Diagnostik abhängt.

Anforderungen an den Diagnostiker

Möchte jemand eine Diagnostik im Kinder- und Jugendlichenbereich durchführen, ist es von Vorteil, wenn er sich sehr gut mit den Entwicklungsschritten und –aufgaben der einzelnen Altersstufen auskennt. Dadurch erst kann eine Einschätzung getroffen werden, ob Verhalten auffällig ist oder für die entsprechende Entwicklungsstufe angemessen. So sind Wutanfälle und trotziges Verhalten bei Kleinkindern nicht ungewöhnlich und gehören zum Entwicklungsprozess dazu. Treten diese jedoch noch deutlich später in massiver Form auf, kann von einer Störung ausgegangen werden.

Unter altersbezogenen Aspekten ist auch die Beziehung zu den Eltern und zu Freunden zu beurteilen. Im Säuglingsalter im Besonderen, aber auch noch im Kleinkindalter, besteht eine hohe Abhängigkeit von Erwachsenen, meist den Eltern. Die Familie stellt, neben evtl. noch einer Tagesmutter oder Kindertagesstätte, den Lebensmittelpunkt dar. Mit Einschulung nehmen Schule und Freunde einen immer größeren Raum im Leben des Kindes ein. Viele sind in (Sport-) Vereinen aktiv und orientieren sich zunehmend außerhalb der Familie. Dadurch kommt es zur Auseinandersetzung mit anderen Werten, Erweiterung von Interessen und ersten Ablöseprozessen. Der Jugendliche steht dann vor der schwierigen

Aufgabe der Identitätsfindung, was zu intrapsychischen Krisen führen kann. In dieser Phase treten gehäuft Störungen auf, ausgelöst durch die aktuelle Entwicklungsaufgabe selbst oder durch die Reaktualisierung früherer, unbewusster Konflikte. Die Beziehung zu den Eltern ist im Vergleich zu früheren Altersstufen zunehmend geprägt durch Konflikte, den Wunsch nach Autonomie der Jugendlichen, Unsicherheiten und Ängsten auf Seiten der Eltern oder auch Trauer durch den Ablöseprozess. Die Gruppe der Gleichaltrigen hat einen großen Stellenwert, zudem bildet sich eine Geschlechtsidentität heraus und erste Liebesbeziehungen kommen zustande. Bei einer Diagnostik sind spezifische Altersthemen abzufragen und entsprechend zu berücksichtigen, liefern sie doch Hinweise auf eine altersgerechte Entwicklung oder Bereiche, in denen diese nicht stattgefunden hat oder nicht stattfinden kann.

Darüber hinaus sollte der Diagnostiker Kenntnisse über die aktuellen Diagnosekriterien für psychische Störungen, Epidemiologie und Krankheitsverläufe, Wissen über Komorbiditäten und über medizinische Grundlagen besitzen. Er sollte geübt sein in der Durchführung, Auswertung und Interpretation von Testverfahren und Verhaltensbeobachtungen anstellen können.

Eine weitere Anforderung an den Diagnostiker kann die Zusammenarbeit mit den Eltern darstellen. Insbesondere bei Paarkonflikten oder Trennungen, treten die Probleme und Schwierigkeiten oder Kränkungen der Eltern mitunter in den Vordergrund und das Wohl des Kindes wird nicht mehr beachtet. Dann sollte klar auf den Auftrag und das Interesse des Kindes verwiesen und der Rahmen der Diagnostiktermine abgesteckt werden. Zu beachten ist, dass beide Elternteile, sofern sie das gemeinsame Sorgerecht haben, einer Behandlung ihres Kindes zustimmen müssen. Stellt nur ein Elternteil das Kind vor, muss die Zustimmung des abwesenden Elternteils umgehend eingeholt werden.

Aussagekraft der Testergebnisse

Im Gegensatz zur Diagnostik bei Erwachsenen stehen bei Kindern und Jugendlichen mehr Auskunftsquellen zur Verfügung – Kinder und Jugendliche selbst, die Eltern, Lehrer, Betreuer oder weitere Bezugspersonen. Dies kann sehr hilfreich sein um ein umfassendes Bild zu bekommen, jedoch stimmen die Einschätzungen verschiedener Beurteiler oftmals wenig überein. Gründe können sein, dass die Kinder und Jugendlichen in verschiedenen Situationen unterschiedliches Verhalten zeigen. Zu Hause aufmüpfig und rebellisch sind, in der Schule dagegen angepasst und gut lenkbar auftreten. Dann bewerten die Eltern natürlich das Verhalten ihres Kindes als gravierend und unangemessen, wohingegen die Lehrer keine Auffälligkeiten benennen.

Die Beurteiler selbst stufen Verhalten mitunter auch als unterschiedlich ein, denn ein jeder hat seinen eigenen Bezugsrahmen. Bewertet jemand ein Verhalten als auffällig und störend, kann ein anderer dieses als noch „normal“ ansehen.
Zudem ist zu beachten, dass externalisierende Störungen im Verhalten und Ausdruck beobachtbar und durch Außenstehende beschreibbar sind, wie das grenzen-überschreitende Verhalten bei einer Störung des Sozialverhaltens. Auch eine Essstörung fällt Eltern, Lehrern und Freunden früher oder später auf. Anders ist dies bei internalisierenden Störungen, die sich stärker auf das innere Erleben beziehen, wie eine Depression oder eine Angststörung. Hier sind Eltern abhängig von Angaben des Kindes über sein Erleben, seine Gefühle, Ängste und Sorgen. Wenn sich das Kind aus unterschiedlichen Gründen nicht mitteilt, sind Eltern mitunter gar nicht in der Lage zutreffende Aussagen zu den Symptomen ihres Kindes zu machen.
Die Angaben von Kindern und Jugendlichen sind abhängig von verschiedenen Faktoren wie die Reflexionsfähigkeit und Introspektionsfähigkeit. Je besser das Kind in der Lage ist, sein Erleben und Empfinden wahrzunehmen und Zusammenhänge herzustellen, desto präziser kann es sich mitteilen und Symptome beschreiben. Sind diese Fähigkeiten nur sehr gering ausgeprägt, wie dies z. B. bei sehr jungen Kindern der Fall ist, steht der Diagnostiker vor der Herausforderung, die Äußerungen des Kindes zu beurteilen, einzuschätzen und zu bewerten.
Das Kind muss zudem über ein angemessenes sprachliches Ausdrucksvermögen verfügen um in Worte fassen zu können, was es beschäftigt. Erst so kann es sich deutlich und verständlich machen. Ist dies nicht vorhanden, entsteht bei dem Kind Frust darüber, nicht verstanden zu werden oder der Diagnostiker kann die Aussagen möglicherweise nicht richtig einordnen.
Neben motivationalen Komponenten, abhängig davon, ob eine Vorstellung freiwillig oder unter Druck erfolgt und eine Veränderung überhaupt gewünscht und angestrebt wird, beeinflusst evtl. auch ein Loyalitätskonflikt die Aussagen des Kindes. Leiden Kinder unter Konflikten der Eltern, teilen sie dies nicht immer mit, da sie ein Elternteil oder gar beide nicht verraten oder bloßstellen wollen.
Auch die Symptomatik und das Störungsbild spielen eine entscheidende Rolle, wenn Schilderungen und Testergebnisse interpretiert werden, da dadurch Wahrnehmung, Konzentration, Stimmung, Antrieb, Gedächtnis und Vieles mehr massiv beeinträchtigt sein können, was sich wiederum in unzusammenhängenden Schilderungen, Auslassungen oder das Betonen einzelner Symptome und Nichtbeachten anderer äußern kann.
Die Angaben der Eltern sind ebenfalls unter bestimmten Gesichtspunkten zu bewerten. So kann ein niedriger IQ der Eltern oder deren Reflexionsvermögen ihre Wahrnehmung und Einschätzung beeinflussen. Eltern können unter Schuld- und

Schamgefühlen leiden, da ihr Kind Hilfe in Anspruch nehmen muss und in Folge dessen zu sozial erwünschten Antworten, Bagatellisierungen oder Verschweigen von Symptomen neigen. Konflikte mit dem Partner, eigene psychische Erkrankungen oder zusätzliche Belastungen wie Geldsorgen oder Arbeitslosigkeit nehmen die Eltern unter Umständen so in Anspruch, dass sie keinen Blick für ihr Kind haben und Symptome nicht wahrnehmen oder angemessen einordnen können.

Einsatz von Testverfahren bei Kindern und Jugendlichen

Die Auswahl von Testverfahren wird natürlich der Altersstufe angepasst. Dabei ist zu beachten, dass bei sehr jungen Kindern der Einsatz von Selbstbeurteilungsbögen nicht sinnvoll ist. Ab etwa einem Alter von acht Jahren kann angenommen werden, dass ein Kind einen Fragebogen sprachlich gut verstehen und differenziertere Beurteilungen über sein Erleben und Empfinden geben kann. Erst ab diesem Alter liegen auch Normstichproben für einzelne Verfahren vor.

Bei jüngeren Kindern werden häufiger Interviews und Fremdbeurteilungsbögen mit den Eltern oder Lehrern durchgeführt und projektive Verfahren oder Spiel- und Verhaltensbeobachtungen mit dem Kind.

Bei Kindern und Jugendlichen mit geringer Ausdauer und Konzentrationsfähigkeit ist abzuwägen, welche und wie viele Verfahren erforderlich sind und wann die nachlassende Konzentration Einfluss auf die Testergebnisse hat. Bei der Auswahl von Selbstbeurteilungsbögen sind die Fähigkeit zur Selbstwahrnehmung und –reflexion und das sprachliche Verständnis des Probanden von Bedeutung. Ein schwaches allgemeines intellektuelles Niveau kann zu Verständnisschwierigkeiten bei einzelnen Fragen führen. Wie auch bei sehr jungen Kindern, sollte dann verstärkt auf Verhaltens- und Spielbeobachtungen, Fremdbeurteilungen oder projektive Verfahren ausgewichen werden.

Für Kinder sind Begriffe wie „Testung“ und „Aufgaben“ oftmals negativ besetzt, weil sie sie mit Schule, Leistung und Bewertungen in Verbindung bringen. Um nicht gleich auf damit einhergehenden Widerstand zu stoßen, können die Aufgaben einer Leistungstestung als „Rätsel“ bezeichnet werden. Es kann für die Kinder entlastend sein, wenn der Testleiter erklärt, dass die Aufgaben auch für ältere Kinder sind und sie noch gar nicht alles lösen oder wissen müssen. Bei Fragebögen und projektiven Verfahren kann darauf hingewiesen werden, dass es keine „richtigen“ oder „falschen“ Antworten gibt. Auch dies wirkt entlastend und Kinder haben weniger Angst, etwas „falsch“ zu machen.

Oftmals stellt der Schweregrad der Symptomausprägung ein Hindernis in der Testung dar. Schwer depressive, psychotische oder auch essgestörte Patienten mit sehr geringem Gewicht sind erst nach einer Stabilisierung zu einem späteren Zeitpunkt in der Lage, sich auf Testverfahren einzulassen.

2. Wie aussagekräftig ist das Testergebnis?

Um ein Verständnis dafür zu entwickeln, welcher Test für den jeweiligen Zweck angemessen und wie aussagekräftig ein Testergebnis überhaupt ist, ist ein Grundwissen in den Bereichen Testentwicklung, Testgütekriterien und –merkmale sowie über die Einordnung der Testergebnisse hilfreich. Mit diesem Wissen können Tests zutreffender ausgewählt und an die jeweilige Fragestellung angepasst und einzelne Testergebnisse effektiver eingeordnet werden. Zu berücksichtigen sind zudem mögliche Fehlerquellen, die die Testergebnisse und deren Interpretation beeinflussen.

a. Testentwicklung

Die Entstehung eines neuen Testverfahrens erfolgt in mehreren Schritten, die in Tabelle 1 dargestellt sind.

Schritte	Fragestellungen
Merkmal festlegen	Was soll erfasst/gemessen werden?
Aufgaben/Fragen zusammenstellen	Was ist repräsentativ für das zu erfassende Merkmal?
Fragen zur Normierung und Stichprobe	Für welche Personengruppen soll das Verfahren gültig sein?
Überprüfung und Anpassung der Aufgaben anhand einer Stichprobenerhebung	Müssen Aufgaben/Fragen gestrichen, ersetzt oder ergänzt werden?
Normierung	Wie sind die Testergebnisse einzuordnen

Tabelle 1: Vorgehen bei der Entwicklung eines Testverfahrens

Wenn ein neues Testverfahren entwickelt werden soll, wird zunächst das zu erfassende Merkmal genau festgelegt und definiert. Das kann im psychologischen Bereich ein Gefühlszustand sein, eine Persönlichkeitseigenschaft, eine Einstellung oder ein noch komplexeres Konstrukt wie die Intelligenz. In einem nächsten Schritt werden Fragen oder Aufgaben zu diesem Merkmal zusammengestellt. Im Beispiel der Intelligenz können das Aufgaben zum logischen Denken oder zum Gedächtnis sein. Die Eigenschaft Extraversion könnte mit Fragen zu Verhalten

und Erleben in sozialen Situationen, zu Interessen und Vorlieben erfasst werden. Angstgefühle könnten durch Items zu Gedanken, Gefühlen und Handlungen in verschiedenen angstauslösenden Situationen abgeklärt werden.
Im Anschluss daran werden Überlegungen zur Normierung des Verfahrens angestellt. Wie sollte sich eine Stichprobe zusammensetzen, die die Verteilung des Merkmals in der Gesamtbevölkerung angemessen abbildet? Ist das Verfahren geschlechtsspezifisch? Benötigt es getrennte Normen für Männer und Frauen? Für welche Altersbereiche soll das Verfahren Gültigkeit besitzen? Sind kulturelle oder Schichtunterschiede zu erwarten?
Die gesammelten Aufgaben, Aussagen oder Fragen werden Personen zur Bearbeitung vorgelegt, die die Kriterien der gewünschten Normstichprobe erfüllen. Durch statistische Verfahren lässt sich anhand dieser Ergebniswerte überprüfen, ob die Items auch wirklich das erfassen, was sie zu erfassen beabsichtigen und wie stark sie miteinander korrelieren, also zusammenhängen. Items, die nur gering mit anderen korrelieren oder keinen zusätzlichen Erkenntnisgewinn liefern, werden aussortiert und das psychologische Testverfahren wird erneut von Testpersonen bearbeitet. Sind die Ergebnisse für die Aufgaben und Fragen zufriedenstellend und genügen den Testanforderungen, kann eine abschließende Normierung mit einer entsprechend großen Normstichprobe erfolgen.
Abhängig der Verteilung eines Merkmals in der Bevölkerung werden Mittelwerte und Standardabweichungen festgelegt. Bei dem Konstrukt der Intelligenz geht man von einem Mittelwert von 100 aus. Das bedeutet, dass die meisten Menschen über einen IQ von 100 verfügen und die übrigen IQ-Werte gleichverteilt darunter und darüber liegen.
Entsprechend werden die Testergebnisse übertragen und transformiert. Dem Wert, der von den meisten Personen erreicht wird, der also als Mittelwert der Testergebnisse anzusehen ist, wird ein IQ-Wert von 100 zugeordnet. Die anderen Testergebnisse werden daran angelehnt transformiert.
Nur so ist eine Testung möglich, die zu einer aussagekräftigen, individuellen Beurteilung des Merkmals führt, in dem ein Einzelwert in Bezug zur Gesamtpopulation gesetzt werden kann.
Im Prozess der Testentwicklung ist zu beachten, dass die Aufgaben eines Tests möglichst repräsentativ für das jeweilige Merkmal sein sollten. Auch muss die gewählte Stichprobe repräsentativ und möglichst groß sein. Wichtig zu wissen ist, dass eine Aussage über die Ausprägung eines Merkmals nur zu den Bedingungen der Normstichprobe getroffen werden kann. Das heißt in Bezug auf den angegebenen Altersbereich, das Geschlecht oder die Klassenstufe. Generalisierungen darüber hinaus sind nicht möglich.

b. Testgütekriterien

Um die Qualität eines Testverfahrens zu beurteilen, können verschiedene Testkennwerte herangezogen werden, allen voran die drei Hauptgütekriterien Reliabilität, Objektivität und Validität.
Die **Reliabilität** ist ein Zuverlässigkeits- oder Genauigkeitsmaß. Bei hoher Reliabilität eines Testverfahrens liefert dieses bei wiederholter Darbietung unter denselben Bedingungen dieselben Ergebnisse. Dies bedeutet wiederum, dass Unterschiede in den Messungen auf eine unterschiedliche Ausprägung des erhobenen Merkmals zurückzuführen sind, nicht auf etwaige Messfehler.
In den Testhandbüchern findet sich als Reliabilitäts-Maß häufig ein Cronbachs Alpha-Wert. Dieser erfasst die interne Konsistenz eines Tests und trifft damit eine Aussage darüber, wie stark die Items des Tests miteinander zusammen hängen. Cronbachs Alpha-Werte gibt es sowohl für ein- als auch für mehrdimensionale Verfahren. Werte von $\alpha \geq 0.70$ sind als gut einzustufen. Niedrige Werte deuten auf einen geringen Zusammenhang hin, d. h. die Items sind inhaltlich unterschiedlich und messen verschiedene Konstrukte oder Merkmale. Sehr hohe Alpha-Werte, die sich dem Wert 1 annähern, können dagegen ein Hinweis auf inhaltlich redundante Items sein, was für ein Testverfahren keinen zusätzlichen Informationsgewinn durch die Items bedeutet, da sich alle auf exakt dasselbe beziehen.
Um eine hohe Reliabilität zu gewährleisten, ist eine hohe **Objektivität** des Verfahrens Voraussetzung. Objektivität bedeutet, inwiefern Durchführung, Auswertung und Interpretation der Ergebnisse unabhängig des Testleiters sind.
Eine hohe Objektivität wird durch klare Instruktionen zur Durchführung und Auswertung erreicht, z. B. mit wörtlichen Instruktionsvorgaben oder Auswertungsschablonen, und einer Normierung, die das Testergebnis klar einordnet und wenig Interpretationsspielraum lässt. Fragebögen, Intelligenz- und Konzentrationstests verfügen in der Regel über eine hohe Objektivität im Gegensatz zu projektiven Testverfahren.
Das dritte Hauptgütekriterium ist die **Validität**, ein Maß dafür, ob ein Test auch wirklich misst, was er zu messen beabsichtigt. Hierbei müssen die Items das zu messende Konstrukt so gut wie möglich abbilden (interne Validität) und im Idealfall repräsentative Schlussfolgerungen ermöglichen (externe Validität). Ein Intelligenztest sollte Aufgaben beinhalten, die mit Intelligenz assoziiert sind (Schlussfolgern, Problemlösen, Gedächtnis oder Sprachverständnis), was durch ein Expertenrating im Sinne einer Inhaltsvalidität beurteilt werden kann. Zudem sollte der Test mit anderen Verfahren, die ebenfalls Intelligenz, also dasselbe Konstrukt, messen, hoch korrelieren (Konstruktvalidität). Wenn dann auch noch Vorhersagen zu einem bestimmten Kriterium (wie Schulnoten) möglich sind, ist auch die Kriteriumsvalidi-

tät erfüllt. (Hier ist jedoch anzumerken, dass die Schulleistung von verschiedenen Faktoren abhängt und nicht alleine von der Intelligenz.)
Neben den Hauptgütekriterien gibt es noch weitere Kennwerte und Merkmale eines Verfahrens, die zur Beurteilung dessen Güte herangezogen werden können. Im Folgenden sind einige davon genannt.
Testverfahren verfügen über ein unterschiedliches Maß an **Spezifität** und **Sensitivität**. Spezifität erfasst, inwieweit ein Test in der Lage ist, Menschen ohne Symptome als solche einzustufen. Sensitivität bezieht sich darauf, ob ein Test Menschen mit Symptomen auch als solche erkennt. Abhängig dieser Merkmale wird ein Cut-Off-Wert bestimmt, der „Auffällige" von „Unauffälligen" trennt. Dieser Wert darf weder zu hoch noch zu niedrig gewählt werden, da sonst Patienten nicht erkannt werden oder symptomfreie Menschen fälschlicherweise als „krank" eingestuft werden. Ein Depressionsfragebogen sollte einen Cut-Off-Wert haben, der depressive Patienten mit hoher Wahrscheinlichkeit identifiziert (Sensitivität) und Nicht-Depressive ebenso als solche erkennt (Spezifität).
In Bezug auf andere Faktoren ist vor allen Dingen wichtig zu schauen, ob ein Verfahren ökonomisch ist, z. B. der zeitliche Aufwand der Durchführung und Auswertung in Bezug auf den Erkenntnisgewinn angemessen ist. Ebenso ist zu berücksichtigen, ob man das Verfahren einer Testperson zumuten kann oder diese dadurch evtl. überfordert sein könnte – emotional oder durch Art und Umfang des Verfahrens (Kriterium der **Zumutbarkeit**).
Ein weiteres wichtiges Kriterium, das es zu beachten gilt, ist die **Testfairness**. Werden bestimmte Personengruppen aufgrund ihres Geschlechts, ihrer Herkunft oder ihres sozialen Status' benachteiligt? Unterschiedliche Testergebnisse sollten nur dann auftreten, wenn der Test beabsichtigt, gezielt zwischen diesen Personengruppen zu differenzieren.
Auch sollte man sich die **Normstichprobe** genauer ansehen. Je größer diese ist, desto repräsentativer ist sie. Kleine Stichproben können sich sehr homogen zusammensetzen. Dann besteht die Gefahr, dass „unauffällige" Werte als „auffällig" eingestuft werden oder umgekehrt, weil nicht das gesamte Spektrum des Merkmals in der Bevölkerung durch die Stichprobe abgedeckt wird. Normierungen von Leistungstests sollten für Kinder und Jugendliche für mehrere Altersstufen oder jedes Schuljahr vorliegen, Mädchen und Jungen gleichermaßen vertreten, ebenso verschiedene Schulformen.
Zu guter Letzt lohnt sich noch ein Blick auf das **Erscheinungsjahr** des Testverfahrens. Verfahren werden in regelmäßigen Abständen überarbeitet und neu normiert um diese aktuell zu halten und gesellschaftliche Veränderungen abzubilden. Ein veraltetes Verfahren mit veralteter Normierung liefert keine brauchbaren Ergebnisse mehr und sollte durch eine neuere Version ersetzt werden.

c. Einordnung der Testergebnisse

Nachdem ein Testverfahren durchgeführt wurde, erfolgt die Auswertung entsprechend des Manuals. Inzwischen gibt es für zahlreiche Verfahren computergestützte Auswertungen. Dann werden entweder die Antworten auf einzelne Fragen nach Abschluss der Testung in das Programm eingegeben oder man führt das Verfahren mit dem Patienten direkt am Computer durch. Als Ergebnis erhält man neben Rohwerten direkt die dazugehörenden Normwerte oder ganze Ergebnisprofile.
Steht kein Auswertungsprogramm zur Verfügung werden zur Testauswertung die jeweiligen Zustimmungen zu den Aussagen oder richtigen Antworten bei Leistungstests für einzelne Skalen addiert. Bei einem eindimensionalen Fragebogen ergibt sich nur ein Wert, bei mehrdimensionalen für jede Skala, die erfasst wird, ein separater Wert. Diese individuellen Testrohwerte werden anhand von Tabellen zur repräsentativen Normstichprobe in Bezug gesetzt und in Normwerte transformiert. Normwerte können u.a. IQ-Werte, T-Werte (ein sehr häufiges Maß bei psychologischen Testverfahren) oder Prozentränge sein. Für aussagekräftige Ergebnisse muss die Stichprobe jedoch ausreichend groß sein. Prozentränge sind für Laien gut verständlich. Sie geben an, wie viele in der Gesamtbevölkerung „bessere" oder „schlechtere" Ergebnisse, „höhere" oder „niedrigere" Werte erreicht haben. Im Gegensatz zu anderen Normwerten haben sie jedoch kein arithmetisches Mittel und keine Standardabweichung.
Bei einigen Merkmalen wie der Körpergröße oder der Intelligenz geht man davon aus, dass diese in der Bevölkerung normalverteilt sind. Daraus ergibt sich die Gauß'sche Glockenkurve (Abbildung 4).

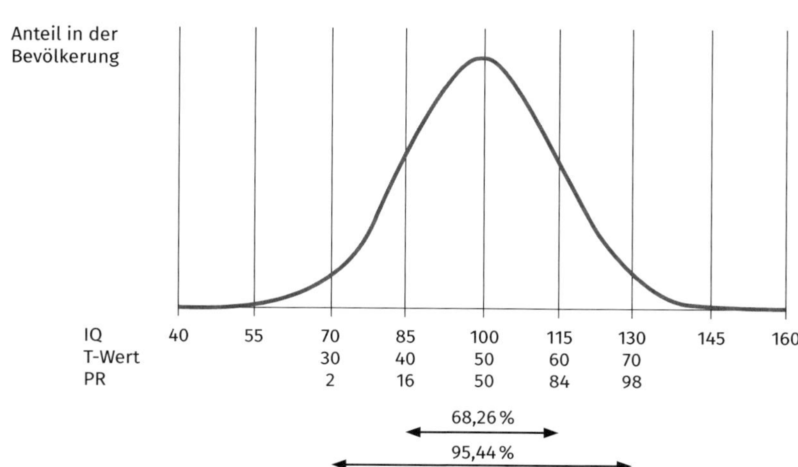

Abbildung 4: Normalverteilung am Beispiel der Intelligenz

Abbildung 4 zeigt am Beispiel der Intelligenz, dass die meisten Menschen über einen IQ von 100 verfügen. Ober- und unterhalb dieses Wertes senkt sich die Kurve zu einer Glocke ab. Es gibt immer weniger Menschen mit einem immer niedrigeren oder immer höheren IQ. Die Standardabweichung des Merkmals Intelligenz beträgt 15. Wie zu sehen ist, befinden sich innerhalb der Grenzen Mittelwert ± eine Standardabweichung, also 100 ± 15, 68,26 % der Bevölkerung. Mehr als zwei Drittel der Bevölkerung verfügen somit über einen Gesamt-IQ von 85 bis 115. In dem Bereich Mittelwert ± zwei Standardabweichungen, also 100 ± 30, sind 95,44% der Bevölkerung anzusiedeln. Die übrigen knapp 4,6% verteilen sich zu gleichen Anteilen auf die Bereiche IQ < 70 sowie IQ > 130.

Die Abbildung zeigt zudem den entsprechenden T-Wert zu dem IQ-Wert. Bei T-Werten wird ein Mittelwert von 50 und eine Standardabweichung von 10 angenommen. Somit liegt der Durchschnittsbereich bei den T-Werten zwischen 40 und 60. Alles darunter wird als unter-, darüber als überdurchschnittlich angesehen.

Auch andere Normwerte lassen sich in T-Werte transformieren und werden dadurch besser vergleichbar. Wichtig ist dies, wenn zum Beispiel für die Diagnostik einer Rechtschreibstörung eine Diskrepanz zwischen IQ und Rechtschreibleistung gefordert wird. Der IQ kann dann in einen T-Wert umgewandelt werden, ebenso das Ergebnis des Rechtschreibtests, wenn es nicht sowieso schon als T-Wert vorliegt. Sind die Werte einheitlich, lassen sie sich einfacher vergleichen und die Diskrepanz ist leicht ermittelt.

In Tabelle 2 sind weitere Normwerte mit ihren entsprechenden Mittelwerten und Standardabweichungen aufgeführt. Auch hierbei gilt, dass sich der Durchschnittsbereich der Bevölkerung innerhalb Mittelwert ± eine Standardabweichung befindet.

	M = Mittelwert	**SD = Standardabweichung**
IQ	100	15
T-Wert	50	10
Z (Standard-Wert)	100	10
z-Wert	0	1
Stanine	5	2
C-Wert	5	2

Tabelle 2: Gegenüberstellung von Normwerten

Die Website Psychometrica (http://www.psychometrica.de/normwertrechner.html) erleichtert die Umrechnung der Normwerte und bietet einen Normwertrechner für folgende Werte an: z-Werte, T-Werte, IQ-Werte, Wertpunkte der Wechsler Intelligenztests, PISA-Skala sowie Prozentränge.

d. Fehlerquellen in der Diagnostik

Die Ergebnisse einer Diagnostik können mitunter fehlerbehaftet sein. Fehlerquellen können dabei sowohl auf Patienten-, als auch Diagnostikerseite auftreten. Zum Teil sind diese bewusst, oftmals kommt es unbewusst zu Einflüssen auf die Ergebnisse. „Fehler" können in allen Bereichen der Diagnostik auftreten – bei Fragebögen, Interviews, Intelligenztests, projektiven Verfahren, Verhaltensbeobachtungen, bei der Durchführung, Auswertung, der Bewertung und Interpretation der Ergebnisse.

Fehlerquellen auf Patientenseite

Eine der häufigsten Ursachen für abweichende Ergebnisse in Testverfahren ist, dass die Items von den Patienten unterschiedlich verstanden oder interpretiert werden. Bei Fragebögen kann dies bedeuten, dass einzelne Begriffe in den Fragen für jeden eine etwas andere Bedeutung haben – dies tritt vor allem dann auf, wenn die Formulierungen sehr allgemein gehalten sind. Auch Häufigkeitsangaben können unterschiedlich gewertet werden. Für den einen kann „zwei Mal die Woche Kopfschmerzen" ein seltenes Symptom sein, jemand, der sonst nie darunter leidet, bewertet dies als häufig.

Manchmal trüben Erinnerungsfehler eine Einschätzung. Dann kann nicht mehr genau gesagt werden, welches von mehreren Symptomen zuerst aufgetreten ist oder wie lange diese schon andauern. Besonders bei schleichendem Beginn ist dies schwer auszumachen. Hilfreich ist es dann, Anhaltspunkte vorzugeben. Kinder kann man fragen, ob bestimmte Symptome schon in den Sommerferien aufgetreten sind oder wie sie sich an Weihnachten oder ihrem Geburtstag gefühlt haben. Solche Ereignisse werden leichter erinnert und helfen bei der zeitlichen Einordnung.

Eine Tendenz zu sozial erwünschten Antworten kann bei Kindern und Jugendlichen beobachtet werden, die „gefallen" wollen. Sie wollen sich in ein positives Licht setzen um als „braves Kind" von dem Therapeuten oder den Eltern wahrgenommen zu werden. Die Angaben beruhen dann weniger auf eigenem Erleben und Verhalten sondern richten sich danach, was gesellschaftlich anerkannt oder erwünscht ist. Auch sehr ängstliche Kinder neigen zu sozial erwünschten

Antworten. Ebenso solche mit geringem Problembewusstsein und Bagatellisierungstendenzen. Dies kann ein absichtliches Verfälschen der Antworten nach sich ziehen. Kinder und Jugendliche versuchen mit ihren Antworten ein bestimmtes Testergebnis zu erreichen, bspw. unauffällige Werte, um ihren Eltern zu zeigen, dass sie ja gar keine Probleme haben. Viele Fragebogenverfahren sind dahingehend leicht durchschaubar, projektive Verfahren dagegen weniger.
Auch die Tendenz, extreme Antworten oder immer „die goldene Mitte" zu wählen kann beobachtet werden.

Fehlerquellen auf Diagnostikerseite

Selbst erfahrene Diagnostiker sind nicht davor gefeit, Fehler in der Beurteilung und Bewertung der Patienten zu machen. Wenn ein Patient als sympathisch empfunden wird, neigt man schneller dazu, diesen positiver zu beurteilen. Dabei kann es auch eine Rolle spielen, ob er oder die Familie Ähnlichkeiten zu dem Diagnostiker selbst oder seiner Herkunftsfamilie aufweisen. Genauso kann ein unsympathisch wirkender Patient dazu verleiten, im Gesamten eine eher schlechtere Beurteilung zu bekommen.
Wie positive Erwartungen Ergebnisse positiv beeinflussen können, zeigt ganz eindrücklich eine Studie von Rosenthal und Jacobson (1968). Kurz zusammengefasst wurden in dieser Studie Lehrern 20% der Schüler ihrer Grundschulklasse genannt, die vor einem Entwicklungsschub stehen. Die Schüler waren willkürlich ausgewählt und nicht danach, ob wirklich ein Entwicklungsschub zu erwarten war. Die Lehrer haben bewusst oder unbewusst auf diese Informationen reagiert und eine wiederholte Intelligenztestung nach acht Monaten konnte bei diesen Schülern im Vergleich zu den übrigen Schülern eine deutliche Steigerung des IQs feststellen. Ursächlich könnte sein, dass die Schüler bisher Leistungen weit unter ihrem Potenzial gezeigt haben, von den Lehrern unterschätzt wurden oder die Einstellungen der Lehrer übernommen und sich entsprechend für fähiger gehalten haben. Interessanterweise war dieser Effekt stärker bei Kindern mit attraktivem Aussehen und wirkte sich auch auf eine positivere Beurteilung des Charakters dieser Kinder aus.
Weitere Fehlerquellen bei der Wahrnehmung von anderen sind die sogenannten Primacy- und Recency-Effekte. Diese beziehen sich darauf, dass das zuerst oder zuletzt Wahrgenommene die Gesamtbeurteilung stark beeinflusst, da dies leichter erinnert wird. Bei einer Aufzählung verschiedener Eigenschaften bleiben die erst- und letztgenannten oftmals stärker im Gedächtnis und prägen eine Einschätzung über die Person. Ebenso können Symptome, die zuerst und zuletzt aufgelistet werden, die übrigen eher in den Hintergrund treten lassen und die Diagnosestellung beeinflussen. Auch können einzelne Merkmale andere „über-

strahlen“ (Halo-Effekt). Dann werden die übrigen Merkmale und Symptome unter diesem hervortretenden Merkmal bewertet.
Die häufigsten Fehlerquellen jedoch, gerade bei Anfängern, beziehen sich auf eine unzureichende Kenntnis der diagnostischen Kriterien des ICD 10. Es kann zudem passieren, dass Ausschlusskriterien nicht beachtet oder Zeit- und Verlaufskriterien nicht berücksichtigt werden. Fehlende Kenntnisse über Komorbiditäten verleiten ebenso zu Fehldiagnosen.

3. Bausteine der Diagnostik

Die Bestandteile einer Diagnostik sollten individuell zusammengestellt werden und sich am Patienten und der jeweiligen Fragestellung orientieren. In einzelnen Fällen genügt es, nur wenige Testverfahren einzusetzen und eine Diagnose überwiegend auf Exploration, Verhaltensbeobachtungen und Spielsequenzen zu stützen. In anderen Fällen wiederum kann der Einsatz einer ganzen Testbatterie sinnvoll sein, um ausreichend Informationen für eine Diagnose und Empfehlung zu gewinnen. Der standardmäßige Einsatz von Testbatterien, wie er in vielen Einrichtungen, besonders Kliniken, üblich ist, ist aus verschiedenen Gründen nicht besonders ökonomisch und kann sich negativ auf die Motivation und Mitarbeit des Kindes oder Jugendlichen auswirken.
Im Folgenden sind Bausteine der Diagnostik angeführt, die allesamt zum Einsatz kommen können, aber nicht müssen.

a. Anamnese

Die Anamnese wird in der Regel in freier Interviewform erhoben. Fast alle Einrichtungen oder Praxen haben hierfür Formulare, die die wichtigsten Punkte vorgeben. Bei der Erhebung der aktuellen Anamnese wird der Grund für die Vorstellung erfragt – welche Symptome vorliegen (diese können im genauen Wortlaut des Patienten wiedergegeben werden), seit wann und in welchen Bereichen sie auftreten und was bisher dagegen unternommen wurde. Wurden schon andere Therapeuten, Ärzte oder Beratungsstellen aufgesucht? Was wurde als hilfreich erlebt, was nicht? Wurden Empfehlungen umgesetzt? Wer leidet am meisten unter den Symptomen? Dann kann man systematisch das Leben des Kindes oder Jugendlichen bis zum heutigen Zeitpunkt durchgehen. Angaben zum Schwangerschaftsverlauf, zur Geburt und frühkindlichen Entwicklung erfolgen durch die Eltern und können im Gespräch, auch in Abwesenheit des Kindes oder Jugendlichen, oder mit Hilfe eines Fragebogens erhoben werden. Hierbei ist von Interesse, ob die Meilensteine der Entwicklung wie Laufen, Sprechen oder Trockenwerden altersgerecht erreicht wurden oder schon früh Auffälligkeiten zu beobachten waren. Hat das Kind als Baby viel geschrien und war sehr quengelig? Wie war das Verhalten als Kleinkind? Gab es Hinweise auf eine erhöhte Trennungsängstlichkeit z. B. bei der Eingewöhnung in den Kindergarten? Wer hat sich vorrangig um das Baby oder Kleinkind gekümmert? Ebenfalls wichtig sind Fragen nach Krankheiten, Unfällen, Allergien und regelmäßiger Medikamenteneinnahme. Das alles kann einen Ein-

fluss auf die Entwicklung des Kindes und sein Erleben haben und psychische Störungen begünstigen.
Abhängig des Alters und der Beeinträchtigung durch die Symptomatik, kann der Betroffene selbst Angaben zur Beschulung (welche Klasse wird aktuell besucht?, wurden Schulklassen wiederholt?, wie ist der Notenschnitt?) zu Freunden und Hobbys machen. Ältere Kinder und Jugendliche sollten zudem zu Beziehungen zu Gleichaltrigen, zur sexuellen Entwicklung und zu Drogen- und Alkoholkonsum befragt werden. Auch Fragen zu selbstverletzendem Verhalten und eine Abklärung der Suizidalität dürfen nicht fehlen.
Fragen zur Familie beziehen sich auf das Verhältnis des Kindes zu den Geschwistern und zu den Eltern und auch auf die Beziehung zwischen den Eltern. Die Berufe der Eltern geben Hinweise auf den Bildungsstand und den sozialen Status der Familie. Fragen nach psychischen oder somatischen Erkrankungen bei Familienangehörigen deuten auf eine mögliche genetische Disposition hin und damit ein erhöhtes Risiko, ebenfalls eine Störung zu entwickeln.
Der psychopathologische Befund, der im folgenden Abschnitt zu Verhaltensbeobachtungen erläutert wird, ergänzt die Schilderungen der Patienten und Bezugspersonen.
Zu guter Letzt sollte der Auftrag an den Diagnostiker geklärt werden. Was erwarten oder wünschen sich das Kind, der Jugendliche und die Eltern?
Bei der Anamneseerhebung ist wichtig, dass sowohl Kind oder Jugendlicher als auch Eltern zu Wort kommen. Als Vorgehen bewährt sich, zunächst die Betroffenen selbst ihre Sicht und ihr Erleben schildern zu lassen und im Anschluss die Eltern nach Ergänzungen zu fragen.

Marvin, 8 Jahre

Vorstellungsanlass/aktuelle Symptomatik

Zum Erstgespräch erscheint der 8-jährige M. zusammen mit seiner Mutter. M. habe in der Schule Schwierigkeiten sich zu konzentrieren, sei unruhig und zappelig. Aufgrund einer positiven Testung auf eine ADHS vor zwei Jahren, bekomme er Concerta, sei dennoch weiterhin sehr auffällig in der Schule. Die Mutter kann nicht erklären, warum nicht zu diesem Zeitpunkt schon eine ambulante Psychotherapie eingeleitet wurde.
M. sei zudem wenig selbstbewusst und habe Schwierigkeiten, Freunde zu finden. Dies liege zum Teil auch daran, dass er mit seinem impulsiven Verhalten und unüberlegten Kommentaren andere unabsichtlich verletze. „Die verstehen mich einfach falsch." Die Folgen und Konsequenzen seines Verhaltens könne er nicht abschätzen.

Die Kindsmutter berichtet zudem, dass es M. schwer falle, einen Zugang zu seinen Gefühlen zu bekommen, er oft sage, dass er nicht wisse, wie er sich fühle. Eine feste Tagesstruktur sei ihm sehr wichtig, sonst sei er schnell durcheinander und noch aufgedrehter.

Eigenanamnese
Unauffälliger Schwangerschaftsverlauf, termingerechte Geburt. Schon als Baby sei M. immer unruhig gewesen. Er sei wenig gekrabbelt, Laufen mit ungefähr 14 Monaten, Sprechen relativ früh, jedoch keine genaue Angabe durch die Mutter möglich, Sauberkeitserziehung tags und nachts mit drei Jahren abgeschlossen. An Kinderkrankheiten sind Windpocken bekannt, mehrfach Scharlach. Bereits in der Vorschule fand eine Ergotherapie statt. Nach einer Testung auf ADHS 2016 in der Klinik xxx erfolgte die Einstellung auf Concerta 27 mg durch die Kinderärztin.

Schul- und Sozialanamnese
M. besuchte den Kindergarten ab einem Alter von drei Jahren. Dort sei aggressives Verhalten gegenüber anderen Kindern aufgefallen. Zudem habe die Mutter jeweils nach den Ferien eine erhöhte Trennungsängstlichkeit beobachtet. Die Einschulung erfolgte im Alter von 6 Jahren in die Vorklasse. Aktuell besucht M. die 2. Klasse der Albert-Einstein-Schule in xxx. Trotz Einnahme von Concerta sei M. psychomotorisch sehr unruhig und es falle ihm schwer, sich auf den Unterricht zu konzentrieren. M. sei eine Zeit lang zu einem Karatekurs gegangen, der Trainer habe der Mutter jedoch mitgeteilt, dass M. durch seine massive Unruhe nicht lenkbar sei und die Stunden permanent störe. Er sei aktuell davon ausgeschlossen. M. habe einen Freund, mit dem er sich etwa einmal die Woche treffe.

Familienanamnese
M. lebt bei seiner Mutter (34 Jahre), die Großeltern mütterlicherseits wohnen in der Nähe und kümmern sich drei Tage die Woche um M., wenn die Mutter ihrer Teilzeitarbeit als Sekretärin nachgeht.
Den Kindsvater (36 Jahre) habe die Mutter 2008 kennen gelernt, 2009 sei die Eheschließung erfolgt. Als M. zwei Jahre alt war, trennten sich die Eltern aufgrund massiver Alkoholprobleme des Kindsvaters. Seitdem bestehe alle zwei bis drei Wochen unregelmäßiger Besuchskontakt zum Vater. Der Vater lebe zusammen mit seiner neuen Lebensgefährtin und einem gemeinsamen 4-jährigen Sohn. Die Kindsmutter habe seit einem ¾ Jahr einen neuen Lebensgefährten. Zwischen dem Lebensgefährten und M. bestehe nach anfänglichen Schwierigkeiten inzwischen eine gute Beziehung.

Abgesehen von der Alkoholabhängigkeit des Vaters und einer Hypertonie des Großvaters mütterlicherseits seien keine Krankheiten oder Störungen in der Familie bekannt.

Psychopathologischer Befund
M. ist ein zierlicher, äußerlich gepflegt wirkender Junge, bewusstseinsklar und zu allen Qualitäten orientiert. Er geht schnell und distanzlos in Kontakt. Im Therapiezimmer geht er sofort zu den Spielsachen, kann sich nach Aufforderung aber für kurze Zeit an den Tisch setzen. M. ist psychomotorisch unruhig, im Antrieb gesteigert. Fragen beantwortet er teilweise gelangweilt, teilweise besserwisserisch. Im Erstkontakt unterbricht er häufig das Gespräch mit der Mutter, kann kaum warten, bis ihm Aufmerksamkeit zugewandt wird. Konzentration auf das Gespräch oder sein Gegenüber ist nur kurzzeitig möglich, M. ist sehr leicht ablenkbar. Er wirkt durchschnittlich intelligent, äußert sich altersentsprechend. Es ergeben sich keine Hinweise auf Denk-, Wahrnehmungs- oder Ichstörungen. M. gibt an, öfter Bauchschmerzen zu haben, auch könne er nicht immer so gut einschlafen. Keine Hinweise auf Eigen- oder Fremdgefährdung.

Vorläufige Diagnosen
Einfache Aktivitäts- und Aufmerksamkeitsstörung (F90.0)
Emotionale Störung des Kindesalters (F93.8) mit Beeinträchtigung des Sozialverhaltens

Ziele aus Sicht der Familie
M. wünsche sich mehr Freunde und wolle wieder zum Karate gehen.
Die Mutter wünscht sich, dass M. glücklicher und nicht mehr so alleine sei und dass der Alltag mit ihm ruhiger werde.

Empfehlung
Ambulante Diagnostik, Überprüfung der Medikation, ggbf. ambulante Therapie (der Kindsvater stimmt der Behandlung zu)

b. Verhaltensbeobachtung

Das beobachtete Verhalten gibt zusätzlich zu den Schilderungen der Kinder, Jugendlichen oder Eltern Aufschluss über das Störungsbild und den Schweregrad der Störung. Zudem kann die Beziehung zwischen Kind und Eltern eingeschätzt werden. Treten die Kindseltern sehr dominant auf? Gehen sie auf ihr Kind ein?

Wie verhält sich das Kind gegenüber seinen Eltern? Ist es ängstlich oder sehr anhänglich? Aggressiv oder angepasst?
Teilnahmslosigkeit, ein geringer Antrieb, eine gedrückte Grundstimmung und eine eingeschränkte Schwingungsfähigkeit (Gestik und Mimik sind sehr starr und lassen keine wechselnden Emotionen erkennen) können vom Diagnostiker beobachtet werden und auf eine depressive Störung hinweisen.
Ein Kind, das sich kaum konzentrieren kann, das Gespräch häufig mit meist zusammenhanglosen Einwürfen unterbricht und motorisch sehr unruhig ist, so dass es ständig aufsteht, zum Fenster läuft, sich im Zimmer umschaut, liefert mit seinem Verhalten deutliche Hinweise auf eine Aufmerksamkeitsdefizit-Hyperaktivitätsstörung.
Eine erweiterte Form der Verhaltensbeobachtung stellt der psychopathologische Befund dar. Dieser beruht neben der reinen, objektiven Verhaltensbeobachtung auf Eindrücken des Psychologen, Arzt oder Therapeuten sowie Angaben des Kindes oder Jugendlichen zum eigenen Erleben und zu somatischen Beschwerden. Er fasst aktuelle Symptome zusammen und liefert Kriterien für bestimmte Störungsbilder. Im Erstgespräch sollte ein ausführlicher Befund erhoben und dokumentiert werden, bei nachfolgenden Kontakten mit dem Patienten werden oftmals nur noch Auffälligkeiten aufgelistet.
Eine Hilfe bei der strukturierten Erhebung und Dokumentation des Psychopathologischen Befundes liefert das AMDP-System, das von der **A**rbeitsgemeinschaft für **M**ethodik und **D**okumentation in der **P**sychiatrie (AMDP) entworfen und herausgegeben wurde. Das AMDP wurde 1965 von Psychiatern aus Deutschland und der Schweiz gegründet, in der AMDP-Systemgruppe arbeiten heutzutage Psychiater aus vielen europäischen Ländern. Eine Übersetzung ins Englische liegt vor, so dass das AMDP-System international im klinischen Alltag und der Forschungspraxis eingesetzt werden kann. Anhand halbstrukturierter Interviews und Ratingbögen werden neben dem psychopathologischen Befund auch somatische Symptome erfasst und Anamnese-Daten erhoben.
Die folgende Auflistung zeigt, welche Bereiche im psychopathologischen Befund berücksichtigt werden und liefert Beispiele, was darunter zu verstehen ist. Im Anschluss finden sich zwei ausformulierte psychopathologische Befunde.

Alter, körperliche Entwicklung, äußere Erscheinung: Größe, Gewicht, Statur, Kleidung, Gepflegtheit
Bewusstseinszustand: wach, bewusstseinsklar, schläfrig
Orientierung: zu Zeit, Raum, Ort, Person
Sprache: Redefluss, Artikulation, Grammatik, Wortschatz, mutistisch, verwaschen, leise

Gedächtnis und Intelligenz: Reflexionsfähigkeit, vergesslich, intelligenzgemindert
Wahrnehmung und Denken: Infoverarbeitung, formale und inhaltliche Denkstörungen
Ichstörungen: Gedankeneingebung, Depersonalisation
Kontaktverhalten: schüchtern, zugänglich, Grenzen testend, überangepasst, distanzgemindert
Affekt: gedrückt, traurig, nachdenklich, überschwänglich, fröhlich, schwingungsfähig
Antrieb: vermindert, unauffällig, gesteigert
Aufmerksamkeit und Psychomotorik: motor. unruhig, angespannt, gehemmt, konzentriert
Interaktion mit Kindseltern: gehen kaum aufeinander ein, ignoriert Eltern, sucht Schutz
Ängste, Zwänge: berichtete und im Gespräch beobachtete
Somatische Beschwerden: Bauch-, Kopfschmerzen, Schlafstörungen, Appetit
Drogenkonsum: Häufigkeit, welche Drogen, Menge
Eigen-/Fremdgefährdung: Suizidalität, aggressives Verhalten

Lily, 16 Jahre
16-jähriges, blasses, sehr schlankes, modisch gekleidetes Mädchen, das ihr Gesicht hinter ihren langen blonden Haaren versteckt. L. ist wach, bewusstseinsklar und zu allen Qualitäten orientiert. Ihre Grundstimmung ist gedrückt, bei verminderter Schwingungsfähigkeit, der Antrieb wirkt leicht reduziert. L. wirkt schüchtern und unsicher, antwortet auch nur zögerlich bei Ansprache, drückt sich dann sehr überlegt und gewählt aus. Immer wieder während des Gespräches wirkt sie abwesend, scheint mit ihren Gedanken woanders. Es ergeben sich keine Hinweise auf Denk-, Wahrnehmungs- oder Ichstörungen. L. gibt Ängste vor der Zukunft an, Zwänge werden nicht berichtet. Sie könne seit Wochen nicht gut schlafen, leide häufig unter Kopfschmerzen. Drogenkonsum wird verneint. Keine Hinweise auf Fremdgefährdung. L. habe schon öfter Suizidgedanken gehabt, aktuell glaubhaft davon distanziert.

Arthur, 7 Jahre
A. ist ein 7-jähriger, für sein Alter sehr klein wirkender, den Wetterverhältnissen unangemessen gekleideter Junge, er trägt nur ein T-Shirt trotz kalter Temperaturen. Er ist bewusstseinsklar und allseits orientiert. A. tritt ohne Unsicherheiten oder Hemmungen in Kontakt, rennt ins Therapiezimmer und räumt dort umgehend Spielsachen aus den Regalen. Bei Aufforderung setzt er sich an den Tisch zum Gespräch, kann diesem nicht lange folgen, zappelt auf seinem Stuhl herum. In seiner Grundstimmung wirkt er traurig, scheint dies hinter einer hohen psychomotorischen Unruhe zu verstecken. A. unterbricht das Gespräch mit der Mutter

häufig, achtet kaum auf sie, stottert leicht bei seinen Einwürfen und Fragen, diese wirken sehr schlicht und einfach. Es ergeben sich keine Hinweise auf Denk-, Wahrnehmungs- oder Ich-Störungen. Fremd- und Selbstgefährdung können zum jetzigen Zeitpunkt ausgeschlossen werden. Die Mutter berichtet von häufigen Bauchschmerzen und Konzentrationsproblemen in der Schule.

Verhaltensbeobachtungen während Testungen
Während Testungen, egal ob beim Ausfüllen von Fragebögen, dem Bearbeiten von Leistungs- oder Intelligenztestaufgaben oder der Durchführung von projektiven Verfahren, können zusätzliche Merkmale erhoben werden. Nachfolgend sind die einzelnen Bereiche und zwei Beispiele aus der Praxis aufgelistet.

Verhalten gegenüber Testleiter: distanziert, skeptisch, unsicher, zugewandt, provokativ
Stimmung und Affekt: ängstlich, traurig, aufgeregt, nervös, gelassen
Kooperationsbereitschaft: gute Mitarbeit, Verweigerungshaltung, blockt ab
Interesse an Aufgaben: neugierig, ehrgeizig, arbeitet mit, desinteressiert
Instruktionsverständnis: benötigt viele Hilfestellungen, setzt Anweisungen direkt um, fragt oft nach
Arbeitsstil: sorgfältig, zügig, impulsiv, oberflächlich, viele Pausen
Konzentration: leicht ablenkbar, Konzentrationsabfall während Testung, gut konzentriert
Frustrationstoleranz, Reaktion auf Erfolg/Misserfolg: schnell frustriert, stolz, niedergeschlagen
Sonstige Besonderheiten: Auffälligkeiten in Bezug auf Denken, Sprache, …

Emily, 15 Jahre
Die 15-jährige Emily wirkt ängstlich und unsicher als sie zu dem vereinbarten Diagnostiktermin erscheint. Sie kann schon bei der Begrüßung kaum Blickkontakt halten. Emily äußert, sehr aufgeregt zu sein und sich Sorgen zu machen, „was die Diagnostik ans Licht bringt“. Bei der Intelligenztestung zeigt sie ein gutes Instruktionsverständnis, sie arbeitet konzentriert und zügig, ist jedoch schnell verunsichert, wenn sie Antworten nicht weiß. Dann wirkt sie nervös und so unter Druck, dass sie sich selbst blockiert. Nach Beruhigung durch die Testleiterin kann sie wieder weiter arbeiten. Auch beim Ausfüllen der Symptomfragebögen scheint Emily angespannt. Sie wolle nichts falsch machen. Auf die Familienaufstellung und weitere projektive Verfahren kann sie sich besser einlassen, wirkt etwas lockerer und erleichtert darüber, „keine Leistung“ mehr erbringen zu müssen.

Jakob, 11 Jahre

Der 11-jährige Jakob erscheint motiviert und gut gelaunt zur Diagnostik. Im Wartezimmer begrüßt er den Testleiter wie einen alten Freund, schüttelt ihm die Hand und berichtet sogleich von seinem Wochenende. Im Behandlungszimmer zeigt sich Jakob gut lenkbar, nimmt Platz und hört aufmerksam zu. An den Testverfahren zeigt er sich interessiert, insbesondere den Sceno-Kasten begutachtet er neugierig und aufgeregt. Das Familie-in-Tieren-Bild malt er mit großer Freude und andauernden Erläuterungen zu seiner Zeichnung. Beim Bearbeiten der Symptom- und Persönlichkeitsfragebögen benötigt Jakob Unterstützung, da er einige Fragen nicht auf Anhieb zu verstehen scheint. Er arbeitet fahrig und übersieht immer wieder Fragen. Auf die Intelligenztestung lässt sich Jakob gut ein, auch hierbei ist ein oberflächlicher, impulsiver Arbeitsstil zu beobachten. Jakob wirkt stolz auf seine Leistung, sucht aber auch Bestätigung beim Testleiter. Kann er Aufgaben nicht sofort lösen, überspielt er dies mit abfälligen Bemerkungen. Im Verlauf der Testung lässt Jakobs Konzentration nach, er wird unruhiger und rutscht auf seinem Stuhl hin und her, hält jedoch bis zum Ende durch. Im Anschluss lobt Jakob sich selbst und wirkt sichtlich zufrieden.

c. Somatische Diagnostik

Neben der Anamneseerhebung, der Verhaltensbeobachtung und dem Einsatz psychologischer Testverfahren, ist eine somatische Abklärung der Symptome unerlässlich. Diese wird von einem Psychiater, Kinder- oder Hausarzt oder einem entsprechenden Facharzt durchgeführt.

Bei somatischen Beschwerden scheint dies naheliegend. Klagt ein Kind über anhaltende Kopf- oder Bauchschmerzen werden die Eltern es zunächst bei seinem Kinderarzt vorstellen. Können keine somatischen Ursachen gefunden werden, überweist dieser womöglich an einen Kinder- und Jugendlichenpsychotherapeuten.

Vor der psychotherapeutischen Behandlung einer Enuresis (Einnässen) oder Enkopresis (Einkoten) stellt der Arzt ebenfalls sicher, dass das Einnässen oder Einkoten nicht somatisch verursacht ist.

Aber auch andere psychische Auffälligkeiten können somatisch bedingt sein. Ein Eisenmangel kann bspw. zu Müdigkeit, Antriebslosigkeit, Konzentrations- und Schlafstörungen führen. Stimmungsschwankungen können bedingt sein durch hormonelle Störungen, durch Pubertät, Schwangerschaft, die Einnahme von hormonellen Verhütungsmitteln, einem Natrium- oder Magnesiummangel, durch eine Schilddrüsenüberfunktion oder durch Gehirntumore.

Eine Schilddrüsenunterfunktion kann dagegen zu Erschöpfungszuständen, Antriebslosigkeit und Gedächtnisproblemen führen.
Bevor also eine Psychotherapie stattfindet, muss abgeklärt werden, ob es nicht doch andere Gründe für die Symptome gibt. Nur so kann dem Patienten effektiv geholfen und ein Behandlungsfehler vermieden werden.
Oftmals beeinflussen auch psychische Aspekte somatische Symptome. In diesem Fall erfolgt die nachfolgende Behandlung sowohl durch den Arzt als auch durch den Therapeuten. Dies ist ebenso der Fall, wenn eine unterstützende medikamentöse Einstellung sinnvoll ist.

d. Interviewverfahren

Interviewverfahren werden in der psychologischen Diagnostik und vor allem in der Forschung häufig angewandt und sind gerade bei Berufsanfängern sehr beliebt. In der Diagnostik mit Kindern und Jugendlichen werden sie auch oder nur mit den Eltern oder anderen Bezugspersonen eingesetzt.
Neben freien Interviews, die zwar zu einer bestimmten Fragestellung durchgeführt werden, deren Ablauf und Fragen jedoch abhängig des Interviewers und nicht vorgegeben sind, gibt es strukturierte und teilstrukturierte Interviewformen. Diese unterscheiden sich dahingehend, wie festgelegt oder variabel die Reihenfolge der Fragen, Antwortmöglichkeiten oder Anweisungen zur Auswertung sind. Teilstrukturierte Interviews lassen dabei noch etwas Spielraum zu, vollstrukturierte Interviews geben den Ablauf und die Formulierungen der Fragen genau vor.
Es gibt sehr umfangreiche Interviews, die eine ganze Bandbreite an Störungsbildern abdecken. Diese sind sehr zeitaufwendig in der Durchführung, jedoch kann damit sicher gestellt werden, dass keine relevanten Informationen vergessen oder übersehen werden und auch schamhafte Themen angesprochen werden. Interviews geben eine Art Gerüst vor, an dem man sich entlang hangeln kann. Viele Verfahren sind so aufgebaut, dass man bei Nicht-Zutreffen einer Kategorie, bspw. eines Störungsbereiches, was durch eine Eingangsfrage erfasst wird, direkt zur nächsten springt und so abhängig der Antworten einzelne Bereiche intensiver behandelt und andere, unauffällige, vernachlässigt werden können. Dies erfordert ein sicheres Umgehen mit dem jeweiligen Verfahren und eine vorherige gute Einarbeitung um durch das Überblättern einzelner Bereiche den Frage- und Antwortprozess bei der Durchführung nicht zu stören.
Interviews können sich aus geschlossenen und offenen Fragen zusammensetzen. Geschlossene Fragen haben vorgegebene Antwortkategorien („ja" und „nein" oder

Häufigkeitsangaben), offene Fragen bieten Raum für freie Formulierungen der Befragten und dadurch individuelle Schilderungen.
Es empfiehlt sich aufgrund der langen Durchführungsdauer einen separaten Termin für ein Interviewverfahren zu vereinbaren und die Eltern oder Jugendlichen mit ein paar Hinweisen darauf vorzubereiten. Um Irritationen zu vermeiden, kann erwähnt werden, dass Fragen zu unterschiedlichen Bereichen gestellt werden und manches zutreffen wird, anderes gar nicht, man dennoch alle Fragen durchgehen wird, um nichts zu übersehen. Gegebenenfalls wird man auch unterbrechen, wenn die Antworten zu weit abschweifen. Ergänzungen, sollten diese noch notwendig sein, können am Ende vorgenommen werden.
Bei der Auswertung der Interviews muss beachtet werden, dass die Antworten mit Beurteilungsfehlern (hinsichtlich der zeitlichen Abfolge, Dauer, Intensität der Symptome) durch die Interviewten behaftet sein können und es sich bei Elterninterviews um eine Fremdeinschätzung handelt. Ebenso können die Antworten auch durch die Art und das Verhalten des Interviewers beeinflusst werden, abhängig davon, ob der Interviewer interessiert und verständnisvoll oder kühl und distanziert auftritt.
Ein umfassendes Interview zur Erfassung psychischer Störungen bei Kindern und Jugendlichen ist das Diagnostische Interview bei psychischen Störungen für Kinder (Kinder-DIPS), das online als Kinder-DIPS open access über die Ruhr Universität Bochum zur Verfügung steht. Es beinhaltet eine Eltern- und eine Kinder- bzw. Jugendlichenversion. Die Elternversion kann schon bei 6-jährigen Kindern eingesetzt werden, die Kinder-/Jugendlichenversion ist ab 8 Jahren. Abgefragt werden neben allgemeinen anamnestischen Daten, die Störungsbilder, die am häufigsten im Kinder- und Jugendalter auftreten, darunter u.a. ADHS, Essstörungen, Angst- und depressive Störungen. Anhand von Sprungregeln können abhängig der gegebenen Antworten einzelne Fragen übersprungen werden. Inhaltlich orientiert sich das Kinder-DIPS an den Diagnosekriterien der ICD 10 und des DSM V.
Neben Interviewverfahren, die mehrere Störungsbilder abdecken, gibt es störungsspezifische Interviews wie das Diagnostische Interview für Autismus (ADI-R), das im Kapitel über störungsspezifische Diagnostik aufgegriffen wird.

Interviewverfahren

- erfordern eine gute Einarbeitung oder Schulung
- decken meist verschiedene Störungsbereiche ab
- sind sehr zeitintensiv in der Durchführung und teilweise auch in der Auswertung
- Die Interviewten sollten im Vorfeld auf das Interview vorbereitet werden (kurze Hinweise zur Dauer und Durchführung)
- Antworten können durch Wahrnehmungsfehler der Befragten beeinflusst sein

e. Leistungstests

Leistungstests werden bei vielfältigen Fragestellungen eingesetzt. Insbesondere bei Auffälligkeiten in der Schule sind sie ein Muss um eine schulische Über- oder Unterforderung als Ursache der Symptomatik auszuschließen.
In Abhängigkeit des ausgewählten Verfahrens können sie mit einer Einzelperson oder in Gruppen durchgeführt werden –dann in der Regel mit Parallelformen um das Abschreiben zu vermeiden. Im Kinder- und Jugendlichenbereich werden Intelligenztests häufiger angewandt als isolierte Konzentrations- oder Gedächtnistests, da sie umfassender sind und man Kennwerte für mehrere Bereiche erhält. Zu den Leistungstests zählen zudem Verfahren, die die schulischen Fertigkeiten Lesen, Schreiben und Rechnen messen.

Konzentrationstests

Nach Westhoff und Hagemeister (2005) messen Konzentrationstests die Fähigkeit, relativ einfache Aufgaben zügig, fehlerfrei und ausdauernd zu bearbeiten. Die Aufgaben der Testverfahren weisen dabei nur geringe Anforderungen an kognitive Funktionen wie Intelligenz, Gedächtnis oder Problemlösefähigkeiten auf und können von hirnorganisch gesunden Menschen leicht gelöst werden.
Konzentrationstests gibt es in Papierform als Paper-Pencil-Tests und als Computerverfahren. Letztere messen neben der Anzahl richtig gelöster Aufgaben sowie Verwechslungs- und Auslassungsfehlern zudem Reaktionszeiten oder anhand von Sensoren, die an einer Art Stirnband am Kopf angebracht sind, den Blickverlauf. Ganze Testbatterien am Computer beziehen sich auf verschiedene Aspekte der Konzentration und Aufmerksamkeit – so enthalten sie u.a. Aufgaben zur Daueraufmerksamkeit, Vigilanz, geteilten Aufmerksamkeit oder Ablenkbarkeit. Die Testbatterie zur Aufmerksamkeitsprüfung für Kinder (kiTAP), als Beispiel für ein umfangreiches Testverfahren, ist sehr ansprechend gestaltet. Die dargebotenen Aufgaben spielen in einem Geisterschloss und dessen Umgebung und zeigen als Reize Geister, Hexen, Fledermäuse. Vielen Kindern macht es Spaß, die Aufgaben zu bearbeiten. Es erscheinen bspw. Hexen, die auf ihren Besen in dieselbe Richtung fliegen. Ab und zu taucht jedoch eine auf, die in die entgegengesetzte Richtung fliegt, auf diese muss dann reagiert werden. Oder aber man sieht in einem Spiegel ein freundliches Gespenst und muss eine Taste drücken, sobald dessen böser Zwillingsbruder erscheint.
Die Bedingungen, unter denen Konzentrationstests durchgeführt werden, entsprechen selten den realen außerhalb der Testsituation. Besonders Paper-Pencil-Tests im Eins-zu-Eins-Kontakt, in einem Raum mit wenig Ablenkung, sind nicht mit Situationen in der Schule vergleichbar, mit vielen Mitschülern, ablenkenden

Reizen und weniger Aufmerksamkeit für ein einzelnes Kind. Ein unauffälliges Ergebnis im Konzentrationstest sagt daher nicht aus, dass das Kind sich auch unter anderen Bedingungen gut konzentrieren und zügig und ausdauernd arbeiten kann.
Zu guter Letzt sollte der Einfluss von Medikamenten auf die Konzentrationsfähigkeit nicht unbeachtet bleiben. Testungen unter Medikation müssen gut begründet und dokumentiert werden. Psychostimulanzien zur Behandlung von Aufmerksamkeitsdefizit-Hyperaktivitätsstörungen erhöhen die Konzentrationsfähigkeit und beeinflussen die Testergebnisse positiv.

Konzentrationstests

- stellen geringe Anforderungen an kognitive Funktionen
- werden häufig am Computer durchgeführt
- finden unter Bedingungen statt, die nicht 1:1 auf andere Situationen übertragen werden können

Schulleistungstests

Schulleistungstests erfassen Fähigkeiten des Lesens, Rechnens und Schreibens und geben Hinweise auf Teilleistungsstörungen. Sie sind für die jeweiligen Klassenstufen normiert und beziehen sich auf den Leistungsstand, den ein Schüler während und nach Abschluss der Klasse erreicht haben sollte. Aus diesem Grund ist es am Sinnvollsten zur Mitte oder zum Ende des Schuljahres zu testen. Entsprechend liegen Normierungen in der Regel auch nur für das laufende Schuljahr oder das Schuljahresende vor. Bei einer Testung zu Beginn des Schuljahres werden die Normen der vorherigen Klassenstufe herangezogen um die Testperson nicht zu benachteiligen und Wissen abzufragen, das erst im Lauf des nächsten Jahres erlernt wird. Im psychologischen Befund wird vermerkt, welche Stichprobe herangezogen wurde. Gegebenenfalls kann zum Schuljahresende die Testung wiederholt werden.
Je früher Schwächen oder Störungen im Lesen, Schreiben oder Rechnen diagnostiziert werden, desto eher kann mit einer Förderung des Kindes begonnen werden. Erste Auffälligkeiten zeigen sich bei den meisten Kindern im Grundschulalter, meist zum Ende des zweiten Schuljahres. Aber auch bei Jugendlichen wird in einzelnen Fällen noch eine entsprechende Diagnose gestellt, wobei diese weniger von Fördermaßnahmen profitieren, je später sie beginnen. Kompensationsstrategien haben sich festgefahren, der Druck und die Belastung durch die unerkannte Störung haben evtl. weitere psychische Symptome verursacht. Dennoch ist es wichtig auch im Jugendalter bei Verdacht eine entsprechende Diagnostik durch-

zuführen, um mögliche daraus resultierende Folgen einordnen zu können oder um sie als Auslöser einer komorbiden Störung zu identifizieren.
Wichtig ist, dass die Testverfahren entsprechend der besuchten Schulklasse ausgewählt werden, nicht aufgrund der besuchten Schuljahre. Wenn jemand eine Klasse wiederholt hat, muss er dennoch nur den Lernstoff der aktuell besuchten Klasse kennen.
Im Folgenden sind exemplarisch Testverfahren aufgeführt, um einen Überblick zu geben, wie diese aufgebaut sein können und welche Aufgaben sie umschließen. Für eine umfassende Übersicht kann der aktuelle Testkatalog des Hogrefe Verlags herangezogen werden, anhand dessen ein passendes Verfahren (Altersbereich, erfasste Aspekte, Gütekriterien) für den Einzelfall ausgewählt werden kann.
Rechentests wie der ZAREKI (Neuropsychologische Testbatterie für Zahlenverarbeitung und Rechnen bei Kindern) oder für höhere Klassenstufen der BASIS-Math (Basisdiagnostik Mathematik) messen, inwiefern basale Rechenschritte durchgeführt werden können. Sie beziehen sich auf die Grundrechenarten, Mengenbeurteilungen, Kopfrechnen, Zahlen Einordnen oder geben Textaufgaben vor.
In Lesetests wird vor allem das Leseverständnis erfasst, mitunter auch die Lesegeschwindigkeit und -genauigkeit. Im Ein-Leseverständnistest für Erst- bis Siebtklässler (ELFE II) bspw. müssen Fragen zu kurzen Texten beantwortet, Begriffe Bildern zugeordnet und Wortlücken in Sätzen sinnvoll ergänzt werden. Das Salzburger Lese-Screening (SLS) besteht aus einer Auflistung verschiedener kurzer Sätze mit inhaltlich richtigen und falschen Aussagen. Unter Zeitvorgabe muss bei jedem Satz entschieden werden, ob dieser inhaltlich korrekt ist oder nicht.
Rechtschreibtests werden meist in Diktatform durchgeführt so wie die Hamburger Schreibprobe (HSP) oder der Diagnostische Rechtschreibtest (DRT). In vorgegebenen Sätzen werden Lücken mit diktierten Worten gefüllt oder Worte und Sätze zu Bildern ergänzt. Die meisten Verfahren bieten die Möglichkeit einer individuellen, qualitativen Fehleranalyse, aufgrund derer Fördermaßnahmen abgeleitet werden können.

Schulleistungstests
- erfassen Fähigkeiten des Lesens, Schreibens und Rechnens
- werden vor allem im Grundschulalter durchgeführt
- beziehen sich auf die aktuelle Klassenstufe, nicht die besuchten Schuljahre
- bieten die Möglichkeit individuelle Fördermaßnahmen abzuleiten

Intelligenztests
Intelligenz ist ein Merkmal, das gar nicht so leicht zu erfassen ist, vor allem deshalb, weil es keine einheitliche Definition dafür gibt. Eine hohe Intelligenz wird

mit schulischem und beruflichem Erfolg in Verbindung gebracht, wobei viele Studien nur geringe oder mittlere Korrelationen aufweisen.

Intelligenztests werden u.a. eingesetzt bei Fragen nach Unter- oder Überforderung, der Diagnostik von Teilleistungsstörungen, zum Untersuchen von Verhalten in Leistungssituationen, bei Konzentrationsproblemen oder Schulverweigerung und -angst. Das frühe Erkennen von Defiziten ermöglicht eine frühe und gezielte Förderung in diesem Bereich.

Bevor man eine Intelligenztestung durchführt und die Ergebnisse bewertet, sollte man sich bewusst machen, was der entsprechende Test erfasst und was nicht. Da die Intelligenzmessung einen wichtigen Bereich in der Diagnostik mit Kindern und Jugendlichen darstellt, folgt ein Exkurs zur Definition von Intelligenz und der Entstehung der Intelligenztests.

Eine der bekanntesten und wohl auch zutreffendsten Definition der Intelligenz stammt von Edward Boring, einem US-amerikanischen Experimentalpsychologen, der postulierte, dass Intelligenz das sei, was der Intelligenztest messe (Boring, 1923). Welche Fähigkeiten und Fertigkeiten darunter zu verstehen sind, bleibt dabei jedoch unklar. Intelligenz wird von vielen Psychologen und Forschern mit wirkungsvollem, erfolgreichem Handeln in Verbindung gebracht, so z.B. von Binet und Simon, die 1905 den ersten Intelligenztest entwickelten. Als Grundlage diente die Annahme, dass sich Intelligenz auf die Fähigkeiten bezieht, gut urteilen, gut verstehen und gut denken zu können um verschiedene Situationen zu bewältigen (Binet & Simon, 1905). Auch die Definition von David Wechsler, dem Entwickler der Wechsler-Intelligenztests (dazu weiter unten mehr) schließt sich dem an: „Intelligenz ist die zusammengesetzte oder globale Fähigkeit des Individuums, zweckvoll zu handeln, vernünftig zu denken und sich mit seiner Umgebung wirkungsvoll auseinanderzusetzen." (Wechsler, 1956, S. 13).

Die US-amerikanische Intelligenzforscherin Linda Gottfredson definierte mit über 50 weiteren Forschern Intelligenz als eine allgemeine Fähigkeit, die sich u.a. aus einer raschen Auffassungsgabe, dem Lernen aus Erfahrung und der Fähigkeit zum Schlussfolgern, Problemlösen und Verstehen komplexer Ideen zusammensetzt. Sie bezieht sich auf ein Verstehen der Umwelt und wird nicht als akademische Fertigkeit angesehen (Gottfredson, 1997).

Wie aber lässt sich ein so breites Spektrum an Fähigkeiten messen?

Die ersten Versuche, Intelligenz zu messen, gehen zurück auf den Naturforscher Sir Francis Galton. Er vermutete, dass sich anhand sensorischer Unterscheidungsfähigkeit auf die intellektuelle Urteilsfähigkeit schließen ließe. Er richtete sogar ein Labor zur Messung der Intelligenz ein. Seine Probanden mussten u. a. Gewichte schätzen, Düfte erkennen oder Töne in unterschiedlichen Höhen wahrnehmen.

Die ersten Intelligenztests, die sich nicht auf sensorische Merkmale beziehen, sondern Begabungen und Fertigkeiten erfassen, entstanden 1905 in Frankreich. Nach Einführung der Schulpflicht erteilte das französische Erziehungsministerium dem Psychologen Alfred Binet und dem Arzt Theodore Simon den Auftrag, ein möglichst zeitsparendes und objektives Verfahren zur Auslese von schwachbegabten Kindern zu entwickeln, um diesen besondere Förderung zukommen zu lassen. Der Binet-Simon-Test bestand aus Stufentests für Kinder im Alter von drei bis dreizehn Jahren. Die Durchführung und die Auswertung wurden standardisiert um möglichst hohe Objektivität zu gewährleisten. Für jede Altersstufe wurden entsprechend angepasste Aufgaben zusammengestellt, wie das Unterscheiden von rechts und links, rückwärts Zählen von 20, zufällig angeordnete Wörter zu einem sinnvollen Satz zusammenfügen. Anhand der Aufgaben, die gelöst wurden, errechnete sich ein Intelligenzalter für das Kind.
Der amerikanische Psychologe Louis Terman revidierte 1916 den Binet-Simon-Test, fügte mehr Aufgaben hinzu und genauere Versuchsinstruktionen. Im Verlauf entstanden Parallelformen der Tests und der Altersbereich wurde ausgedehnt, so dass sie vom Kleinkind- bis ins junge Erwachsenenalter angewendet werden konnten. Die Tests wurden kritisiert, weil sie mit verbalem Material überladen waren.
Mit Kriegseintritt der USA 1917 suchte man ein Verfahren um Rekruten aufgrund ihrer Intelligenzleistung bestimmten Einsatzbereichen zuordnen zu können. Der Psychologe Robert Yerkes stellte hierfür Aufgaben zusammen, die in einem Heft ausgeteilt und mit Bleistift bearbeitet werden konnten. Diese Form der Darbietung war neu und ermöglichte zeitsparende Gruppentestungen. Insgesamt wurden 1,7 Millionen Rekruten mit diesen Army Alpha- und Army Beta-Tests, letztere für Analphabeten und diejenigen, die der Sprache nicht mächtig waren, getestet. Bei der Auswertung der Tests half der Psychologe David Wechsler. Ihm fiel dabei auf, dass Männer, die in den Tests sehr schlecht abschnitten, dennoch in ihrem Leben gut zurecht kamen und keine Schwierigkeiten im Alltag hatten, wie es aufgrund der geringen gemessen Leistungsfähigkeit aber zu vermuten gewesen wäre. Er entwickelte daraufhin eine eigene Theorie zur Intelligenz, ausgehend davon, dass sich Intelligenz aus verschiedenen Fähigkeiten zusammensetzt, aber eine Zusammenfassung dieser im Sinne einer „Gesamtintelligenz" zur Beschreibung einer Person möglich ist. Die von ihm entwickelten Intelligenztests umfassen daher verschiedene Unterskalen. Zusätzliche praktische Untertests sollten die verbale Überlegenheit der bisherigen Verfahren reduzieren. Wechsler führte zudem als Messwert den Abweichungs-IQ ein. Bisher wurde die Testleistung am Lebensalter relativiert und als Intelligenzquotient angegeben. Dadurch erreichten Erwachsene bei konstanter Leistung deutlich schlechtere Werte, je älter sie

waren, obwohl davon auszugehen ist, dass die Intelligenzleistung über das Leben hinweg relativ stabil bleibt. Der Abweichungs-IQ stellt den erreichten Wert als Abweichung zu einem Mittelwert in der entsprechenden Altersgruppe dar.
Die Intelligenztests von Wechsler sind die weltweit am häufigsten eingesetzten Intelligenztests. Sie werden regelmäßig überarbeitet und neu normiert und liegen für Vorschulkinder, Kinder und Jugendliche sowie Erwachsene vor. Die aktuellste Version für den Altersbereich der sechs bis 16-Jährigen ist der WISC V (Wechsler Intelligence Scale for Children in der 5. Fassung), der seit Herbst 2017 erhältlich ist und neben der üblichen Version mit Stift und Papier auch auf einem iPad durchgeführt werden kann. Er erfasst die Unterskalen „Sprachverständnis", „visuell-räumliches Denken", „fluides Schlussfolgern", „Arbeitsgedächtnis" sowie „Verarbeitungsgeschwindigkeit". Die Ergebnisse lassen sich zu einem Gesamt-IQ zusammenfassen.
Bei der Durchführung eines Intelligenztests, ist immer zu beachten, welches Intelligenzmodell dem Test zugrunde liegt und welche Faktoren damit erfasst werden.
Globale Intelligenzmodelle sehen Intelligenz als einheitliche, homogene Fähigkeit an. Sie finden sich als Grundlage des Zahlenverbindungstests (ZVT) oder der Matrizentests nach Raven wie die Standard Progressive Matrices (SPM).
Daneben gibt es Intelligenzmodelle, die mehrere gemeinsame Faktoren postulieren. Auf Grundlage der von Thurstone definierten Primärfähigkeiten Zahlenrechnen, Sprachverständnis, Räumliche Vorstellung, Gedächtnis, schlussfolgerndes Denken, Wortflüssigkeit und Auffassungsgeschwindigkeit wurde das Prüfsystem für Schul- und Bildungsberatung (PSB-R 6-13) entwickelt.
Zu erwähnen sind ebenfalls hierarchische Intelligenzmodelle, wie sie von Burt und Vernon postuliert wurden. Mit dem Aufsteigen in der Hierarchie organisiert ein Faktor immer mehr Unterfaktoren. So kann die „Gesamtfähigkeit" immer weiter in untergeordnete Faktoren aufgegliedert werden.
Das Intelligenz-Struktur-Modell von Guilford sieht Intelligenz als eine Zusammensetzung verschiedener Cluster mit drei Komponenten. Er unterscheidet die Art des Inputs (figural, symbolisch, semantisch, behavioral), der Operationen (die sich auf Vermittlungs- bzw. Verarbeitungsprozesse beziehen) und des Outputs (Resultate werden dargestellt als Einheiten, Klassen, Systeme, Beziehungen, Transformationen, Implikationen).
Grundlage für einen weiteren sehr verbreitet eingesetzten Intelligenztest im Kindes- und Jugendalter, die Kaufman Assessment Battery for Children (K-ABC) ist die Zwei-Komponenten-Theorie von Cattell. Intelligenz kann demnach aufgegliedert werden in eine kristalline Intelligenz, die Fähigkeit erworbenes Wissen auf Problemstellungen anzuwenden, was eine bildungsabhängige Komponente darstellt und die fluide Intelligenz, die Fähigkeit, unbekannte Probleme ohne Rückgriff auf Wissen oder Erfahrung zu lösen, was als kulturunabhängig angesehen wird.

Die K-ABC wurde überarbeitet und ergänzt, so dass eine individuellere Testung möglich ist. Die revidierte Version K-ABC II basiert auf dem Cattell-Horn-Carroll-Modell, das Intelligenz in drei Schichten aufteilt: eine generelle Fähigkeit, der spezifischere Komplexe untergeordnet sind, darunter gliedern sich engere Fähigkeiten. Das Modell umfasst die oben genannten Wissens- und bildungsunabhängigen Komponenten. Zusätzlich kann mit der K-ABC II nach dem Luria-Modell getestet werden, das erworbenes Wissen von der Intelligenzleistung ausklammert. So können Untertests, die sich auf erworbenes Wissen beziehen, bei Kindern mit sprachlichen Problemen oder anderem kulturellen Hintergrund ausgespart werden. Die K-ABC II deckt zudem einen größeren Altersbereich als die Vorgängerversion ab. Das Testmaterial ist sehr ansprechend gestaltet, die Auswertung kann computergestützt erfolgen. Die Durchführung erfordert etwas Übung und eine Entscheidung im Vorfeld, welche Faktoren gemessen werden sollen, da die Untertests entsprechend ausgewählt werden müssen.
Wie man an dieser Auflistung der Intelligenzmodelle erkennen kann, sagt ein einzelner IQ-Wert noch nichts darüber aus, welche Aspekte der Intelligenz gemessen wurden und kann sich auf ganz unterschiedliche Bereiche beziehen.
Da über die Jahre ein Anstieg der Intelligenz in der Gesellschaft festgestellt wurde, ist es notwendig, Intelligenztests regelmäßig zu überarbeiten und neu zu normieren. Vor allem das visuelle und logische Denken verbessert sich demnach, der Wortschatz hingegen nur minimal. Dieser Effekt, bekannt als Flynn-Effekt, konnte in mehreren Industrieländern bis in die 1990er beobachtet werden. In Deutschland ist immer noch ein leichter Anstieg zu verzeichnen, in anderen Ländern bleibt die Intelligenzleistung gleich oder nimmt sogar leicht ab. Der Flynn-Effekt wird in Verbindung gebracht mit verbesserten Umweltbedingungen, wie Möglichkeiten zur Bildung, verbesserter Gesundheitsversorgung, der Ernährung. Die Anforderungen an jeden Einzelnen haben sich zunehmend verändert. Kinder wachsen heutzutage selbstverständlich in einem Medienzeitalter auf und bedienen spielend Smartphones und Computer, wohingegen die persönliche, direkte Kommunikation abnimmt.
Auch bei regelmäßiger Überarbeitung und Neunormierung wird an Intelligenztests Kritik geübt. Ein sehr häufiger Vorwurf ist, dass trotz genauer Anleitung zur Durchführung und Auswertung Effekte durch den Testleiter nicht ausgeschlossen werden können. Immer mal wieder muss eine Instruktion wiederholt vorgegeben werden, weil diese nicht verstanden wird. Dann greift man schnell zu eigenen Worten oder einer anderen Erklärung, um ein Verständnis für die Aufgaben zu vermitteln, da ein Untertest sonst nicht durchgeführt werden kann. Dadurch können ungewollt Hilfestellungen gegeben oder Strategien zum Bearbeiten nahe gelegt werden, insbesondere dann, wenn man versucht, ein Beispiel für die Aufgabe oder gar die Lösung zu geben.

Auf Rückmeldungen während der Testung sollte verzichtet werden. Falls sie doch notwendig sind, sind sie im Manual mit genauem Wortlaut vorgeschrieben, werden aber auch nicht immer eingehalten. Es gibt unsichere Kinder und Jugendliche, die zwischendurch eine Rückmeldung suchen oder eine Ermutigung brauchen, um motiviert weiter arbeiten zu können. Testleiter reagieren in diesen Situationen unterschiedlich.

Jeder Testleiter muss zudem darauf achten, die vorgegebenen Zeiten genau einzuhalten bzw. zu messen und nur Nachfragen entsprechend der Erläuterung im Handbuch zu stellen.

Bei der Auswertung der Untertests gibt es Aufgaben, die klar mit richtig oder falsch bewertet oder anhand von gemessenen Zeiten und bearbeiteten Aufgaben eingeordnet werden können. Aufgaben aus dem sprachlichen Bereich sind oftmals nicht so eindeutig zu beurteilen. Die Definition bestimmter Begriffe, das Antworten auf offene Fragen oder Erklären von Zusammenhängen, lässt einen großen Spielraum an Antwortmöglichkeiten, die nicht alle im Auswertungsteil des Handbuchs zu finden sind. Hier muss dann der Testleiter entscheiden, wie die Antwort einzustufen ist, was ebenfalls zu Abweichungen führen kann, je nachdem wie streng der Testleiter beurteilt.

Intelligenztests sind trotz stetiger Bemühung nicht frei von kulturellen und Schichtunterschieden. Die Konstruktion erfolgt nach theoretischen Konzepten, die wie oben dargestellt, bei den Verfahren unterschiedlich sind. Dies macht es schwierig, Intelligenzwerte, die mit verschiedenen Verfahren gemessen wurden, miteinander zu vergleichen. Es ist daher unbedingt notwendig, das eingesetzte Verfahren im psychologischen Befund anzugeben. Gemessen werden zudem nur „Produkte" geistiger Aktivität. Wie jemand auf die Lösung kommt, kann erfragt werden, wird aber in den meisten Fällen nicht erfasst. Das macht Aussagen zu Lösungsstrategien und wie effektiv diese sind, kaum möglich.

Viele der gängigen Intelligenztests im Kinder- und Jugendlichenbereich liefern zudem lediglich differenzierte Werte im mittleren Bereich. Bei sehr schwach oder hochbegabten Kindern und Jugendlichen differenzieren sie weniger gut. Dann sollte gezielt ein Test für diese Bereiche ausgewählt werden.

Eine häufig auftretende und diskutierte Frage in der Intelligenzdiagnostik mit psychisch kranken Kindern und Jugendlichen ist, ob die Testung unbedingt zu den Bedingungen durchgeführt werden muss, wie sie im Manual vorgegeben sind. Erst einmal vorneweg: nur zu diesen Bedingungen hat die Normierung stattgefunden und bei Abweichungen davon, kann das Ergebnis nicht genau eingeordnet und interpretiert werden. Sofern dies möglich ist, sollte daher immer getestet werden, wie im Manual beschrieben. Wird eine Testung z.B. auf mehrere Termine aufgeteilt, da sich das Kind nicht mehr konzentrieren kann, kann man dagegen

argumentieren, dass auch die Kinder der Normstichprobe die Testung in einem Termin absolviert haben. Andererseits kann man davon ausgehen, dass diese Kinder psychisch gesund sind und daher sowieso schon bessere „Ausgangsbedingungen“ haben. Wenn eine Testung auch nach einer kurzen Pause nicht fortgesetzt werden kann, sollte sie lieber in einem zweiten Termin beendet werden, bevor keine Einschätzung zur Intelligenz getroffen werden kann oder durch Druck und Zwang, die Testung unbedingt beenden zu wollen, verzerrte Ergebnisse entstehen. Dies alles sollte im Befund vermerkt werden.
Zudem darf nicht vergessen werden, dass Ergebnisse der Intelligenztestung „Momentaufnahmen“ und durch verschiedene Faktoren beeinflusst sind, die aktuell auf die Testperson einwirken. Wenn jemand schlecht geschlafen oder Kopfschmerzen hat, kann er vielleicht nicht sein gesamtes Potenzial abrufen. Ebenso schränkt eine emotionale Belastung die kognitive Leistungsfähigkeit ein und wirkt sich negativ auf das Testergebnis aus. Durch Mess- oder Auswertungsfehler oder bei sehr guten äußeren Bedingungen (ruhige Arbeitsatmosphäre, ausgeschlafen, motiviert) können die Ergebnisse die eigentliche Intelligenzleistung leicht überschätzen. Es empfiehlt sich daher, die Intelligenzleistung in Konfidenzintervallen anzugeben, in der sich mit 90- oder 95%-iger Wahrscheinlichkeit die wahre Intelligenz befindet. Diese findet man im Handbuch bei den IQ-Werten.
Zum Gesamt-IQ sei noch angemerkt, dass dieser nicht den Mittelwert der einzelnen erfassten Skalen wiedergibt. Dies scheint insbesondere irritierend, wenn jemand sehr niedrige Werte in allen Bereichen hat und der Gesamt-IQ noch geringer ausfällt, als die einzelnen Bereiche und damit auch als der Mittelwert. Nachvollziehbar ist dies, wenn man bedenkt, dass die Wahrscheinlichkeit, nicht nur in einem Teilbereich eine geringe Leistung zu erbringen sondern in allen, sehr gering ist. Tritt dies dennoch auf, weist dies auf einen sehr niedrigen IQ. Dasselbe gilt auch für sehr hohe Werte in den Teilbereichen. Der Gesamt-IQ liegt dann deutlich höher als der Mittelwert der Bereiche.

Intelligenztests
- erfordern eine gute Einarbeitung im Vorfeld (Reihenfolge und Abbruchkriterien der einzelnen Aufgaben, Zeitvorgaben …)
- umfassen verschiedene Materialen, die im Vorfeld bereitgelegt werden sollten (Protokollbögen, Stoppuhr, Bleistifte …)
- treffen zu unterschiedlichen Bereichen der Intelligenz Aussagen, dies ist bei der Auswahl des Verfahrens und der Interpretation der Ergebnisse zu beachten
- geben genaue, z.T. wörtliche Instruktionen zu den Aufgaben vor, die zu befolgen sind
- Ergebnisse sollten im Konfidenzintervall angegeben werden

f. Fragebogenverfahren

Die Auswahl an Fragebögen, die im Rahmen der psychologischen Diagnostik eingesetzt werden, ist sehr vielfältig. Fragebögen beziehen sich auf das Erfassen von Persönlichkeitseigenschaften oder Symptomen, aber auch andere Konstrukte wie Einstellungen, Meinungen oder Verhaltensmotive können erhoben werden.
Zu unterscheiden sind ein- und mehrdimensionale Fragebögen. Mehrdimensionale Bögen findet man vorrangig in der Persönlichkeitsdiagnostik, da mit einem Bogen die Ausprägung mehrerer Persönlichkeitszüge gemessen wird. Mehrdimensionale Symptomfragebögen können sehr gut als Screening-Verfahren zu Beginn einer Testung eingesetzt werden um einen Hinweis auf auffällige Bereiche zu erhalten. Im nächsten Schritt können diese dann mit einem entsprechenden eindimensionalen Bogen, der sich nur auf ein Störungsbild bezieht, genauer betrachtet werden.
Fragebögen gibt es zur Selbst- und zur Fremdbeurteilung. Bei kleinen Kindern werden vermehrt letztere eingesetzt und von Eltern, Erziehern oder anderen Bezugspersonen bearbeitet. Bei älteren Kindern und Jugendlichen kann eine Einschätzung durch Eltern genau so aufschlussreich sein und mit dem Selbstbild, dem Erleben und der Wahrnehmung des Kindes oder Jugendlichen abgeglichen werden. Eltern und die Kinder oder Jugendlichen selbst erleben oftmals unterschiedliche Symptome als gravierender und belastend. Fällt in der Schule Verhalten auf, das zu Hause nicht beobachtbar ist, ist eine Rückmeldung und Beurteilung durch die Lehrer hilfreich. Mit der Einholung verschiedener Einschätzungen entsteht ein umfassendes Bild des Kindes oder Jugendlichen und seiner Problembereiche und Ressourcen.
Fragebögen sollten immer nur ergänzend eingesetzt werden, da ein Bogen alleine wenig Aussagekraft hat. So lässt sich nicht alleine durch einen einzigen auffälligen Wert in einem Depressionsfragebogen die Diagnose einer depressiven Störung begründen. Neben Exploration und Verhaltensbeobachtung, die die Diagnose stützen können, sollten noch weitere Verfahren zum Einsatz kommen, die auch Differentialdiagnosen berücksichtigen und komorbide Störungen abklären. Im Idealfall stößt man zudem auf Hinweise zu auslösenden oder aufrechterhaltenden Bedingungen.
Der Vorteil von Fragebögen besteht darin, dass sie alleine bearbeitet werden können. Der Jugendliche kann die Bögen zu Hause oder auf Station in seinem Zimmer ausfüllen und zum nächsten Termin mitbringen. Ebenso können diese Eltern oder Lehrern ausgehändigt werden, die dann nicht zu einem Termin erscheinen müssen.

Fragebögen sind skaliert und normiert, so dass die Ergebnisse entsprechend in „auffällig" und „unauffällig" oder „über-", „unter-" und „durchschnittlich" eingeordnet werden können.
Bei der Darstellung der Testergebnisse im psychologischen Befund, aber vor allem auch im Befundgespräch, ist wichtig, dass nicht nur die Bezeichnungen der auffälligen Skalen angeführt werden, sondern eine kurze Erläuterung erfolgt, was sich dahinter verbirgt. Aussagen wie „Überdurchschnittliche Werte ergeben sich für die Skalen ‚interozeptive Wahrnehmung', ‚emotional instabil' sowie ‚zurückhaltend-schizoid'." sind für den Laien unverständlich, aber auch für einen Fachmann schwer einzuordnen, wenn er nicht die angewandten Verfahren und ihre Skalen sehr gut kennt.

Fragebögen
- sind ökonomisch in der Anwendung und Auswertung
- können ein- oder mehrdimensional sein
- gibt es als Selbst- oder Fremdbeurteilungsbögen
- alleine sind wenig aussagekräftig

g. (Semi-)Projektive Verfahren

Projektive Testverfahren werden sehr häufig eingesetzt und das nicht nur von tiefenpsychologisch oder analytisch ausgebildeten Therapeuten. Auch viele Verhaltenstherapeuten wenden diese zum Beziehungsaufbau oder Erkenntnisgewinn an. Beliebt ist dabei vor allem das Verfahren „Familie-in-Tieren" (Brem-Gräser, 2014), bei dem die Testperson dazu aufgefordert wird, die eigene Familie und sich selbst als Tiere zu zeichnen.
Der Vorteil von projektiven Verfahren ist der, dass sie mit fast jedem durchgeführt werden können, unabhängig des Störungsbildes, des Alters oder des Intelligenzniveaus. Zudem benötigt man wenige Materialien oder kann diese immer wieder benutzen (wie Bildtafeln oder Spielmaterialien). Die Auswertung und Interpretation erfordert allerdings Übung und Erfahrung.
Projektive Verfahren sollen Aufschluss geben über unbewusste Themen, Konflikte oder Erlebniszustände. Hierfür wird Material dargeboten, das dazu einlädt, inneres Erleben darauf zu projizieren. Das können Bildkarten sein wie beim Rorschach-Test, die bekannten Tintenkleckse, in denen man Figuren oder Szenen erkennen kann oder der Kinder-Apperzeptionstest (CAT), bei dem Bildkarten mit Tieren gezeigt werden und zu denen die Testpersonen Geschichten erzählen sollen. Andere projektive Verfahren arbeiten mit Materialien wie Puppen, Holzmöbel,

Bauklötzen und weiteres – so der Sceno-Test. Die Testperson bekommt dabei die Anweisung eine Szene aufzubauen, wie in einem Theaterstück. Die Erzählungen und das verwendete Material werden dann auf mögliche intrapsychische oder interpersonelle Konfliktthemen hin gedeutet.
Aufgrund fehlender eindeutiger Vorgaben in der Durchführung und noch mehr bezüglich der Auswertung, sind die Ergebnisse im Vergleich zu standardisierten Testverfahren in höherem Maße abhängig vom Testleiter. Die Gütekriterien Reliabilität, Objektivität sowie Validität fallen sehr gering aus. Gibt es auch für die Auswertung Richtlinien, erfordert diese Erfahrung und Übung und dennoch können selbst erfahrene Diagnostiker zu voneinander abweichenden Ergebnissen kommen. Projektive Verfahren sollten in Relation zu anderen Testergebnissen, zur Anamneseerhebung und Verhaltensbeobachtung gesetzt werden.
Gut geeignet sind projektive Verfahren um einen Kontakt zu Kindern und Jugendlichen herzustellen. Besonders Kinder lassen sich in der Regel gut ein, wenn sie z. B. ihre Familie als Tiere zeichnen sollen. Ausgehend von der Zeichnung kann dann zum Familienbild und Erleben in der Familie exploriert werden.
Für projektive Verfahren spricht, dass es keine richtigen oder falschen Antworten gibt, was Kinder und Jugendliche weniger unter Druck setzt. Andererseits lösen sie mehr Misstrauen aus, da anders als bei Intelligenztests oder Symptomfragebögen nicht ersichtlich ist, was sie erfassen und wie die Äußerungen beurteilt werden.
Bei Kindern und Jugendlichen, denen es schwer fällt, sich über ihr Erleben, wie ihre Ängste und Sorgen, aber auch Wünsche und Bedürfnisse mitzuteilen, können projektive Verfahren sehr aufschlussreich sein. Ebenso bei denen, die in Fragebögen sozial erwünscht antworten oder zu Bagatellisierungen neigen.
Neben den projektiven Verfahren gibt es zudem semi-projektive Verfahren. Diese unterscheiden sich dahingehend, dass sie eine höhere Standardisierung erreichen wollen und z. B. Antwortmöglichkeiten vorgeben. Dadurch wird die Auswertung standardisiert und erleichtert und die Testgütekriterien fallen etwas höher aus.

Projektive Verfahren

- eignen sich gut zum Einstieg und Beziehungsaufbau
- verfügen über eine geringere Reliabilität, Objektivität und Validität
- geben Aufschluss über intra- und innerpsychische Konflikte, inneres Erleben oder Beziehungsmuster

4. Vorgehen bei der Auswahl der Testverfahren

In vielen Einrichtungen und Institutionen werden standardmäßig bestimmte Testverfahren oder ganze Testbatterien durchgeführt. Das kann eine Fülle an Informationen liefern, die im Einzelfall jedoch nicht immer relevant sein müssen und auf jeden Fall für den Diagnostiker und den Patienten einen erheblichen Zeitaufwand darstellen. Durch Beachten einiger weniger Punkte kann der Diagnostikprozess individuell an den Patienten angepasst und dadurch effizienter gestaltet werden.

Vorbefunde einholen

Schon bei der telefonischen Anmeldung oder im Erstkontakt sollten Vorbefunde erfragt und die Patienten darum gebeten werden, diese zum nächsten Termin mitzubringen. Falls keine Berichte in schriftlicher Form vorliegen, kann der Diagnostiker sich eine wechselseitige Schweigepflichtsentbindung zwischen ihm selbst oder der Einrichtung, in der er arbeitet und dem Vorbehandler ausstellen lassen und Vorbefunde anfordern bzw. einen persönlichen Austausch suchen. In jedem Fall muss hierfür dem Vorbehandler ebenfalls eine Schweigepflichtsentbindung vorliegen.
Wenn man nicht die erste Anlaufstelle für das Kind, den Jugendlichen oder die Eltern ist, kann man die Erkenntnisse, die Kollegen gewonnen und die Einschätzungen, die sie getroffen haben, gut nutzen. Es handelt sich hierbei ja schließlich auch um Experten. Nichtsdestotrotz kann man sich selbst erst mal unvoreingenommen einen Eindruck über den Patienten und die Familie verschaffen und die Berichte erst nach dem Erstgespräch durchschauen und mit dem eigenen Eindruck abgleichen. Wie haben sich Kind/Jugendlicher oder Eltern verhalten? Welche Symptome wurden berichtet? Welches Verhalten als auffällig beschrieben? Was hat sich im Vergleich zu den Eindrücken des Vorbehandlers verändert? Wurde erst vor wenigen Monaten eine psychologische Diagnostik durchgeführt, sind nicht nur die Ergebnisse, sondern auch die eingesetzten Verfahren von Interesse. Es ist z. B. nicht notwendig und auch nicht sinnvoll eine Intelligenztestung nach so kurzer Zeit zu wiederholen, da bei der Intelligenz von einem stabilen Wert auszugehen ist und das Ergebnis einer erneuten Testung durch Lerneffekte positiv beeinflusst werden kann, besonders wenn derselbe Test erneut durchgeführt wird. Bestehen jedoch Zweifel an dem erhobenen Intelligenzwert und passt dieser gar nicht zur eigenen Einschätzung, kann ein anderes Intelligenzverfahren zur Überprüfung durchgeführt werden.

Bei einigen projektiven Verfahren fallen bei wiederholter Durchführung die Antworten weniger spontan aus. Wird ein Kind aufgefordert, seine Familie erneut als Tiere zu zeichnen, wählt es in vielen Fällen dieselben Tiere für die jeweiligen Familienmitglieder. Wenn man sich dennoch einen eigenen Eindruck über das Familienbild des Kindes verschaffen will, kann auf ein anderes Verfahren ausgewichen werden, z. B. eine Familienaufstellung. Ebenso ist zu beobachten, dass bei Apperzeptionstests, bei denen Geschichten zu Bildertafeln erzählt werden sollen, ähnliche oder sogar dieselben Geschichten erzählt werden, wohingegen der Sceno-Test bei einer Wiederholung oftmals eine andere Aufstellung zeigt.
Auch bei Persönlichkeitsfragebögen ist abzuwägen, ob eine erneute Durchführung einen Informationsgewinn erbringt oder die Ergebnisse nicht identisch oder wenigstens ähnlich ausfallen würden.
Symptomfragebögen können dagegen wiederholt durchgeführt werden und geben einen Überblick über eine Veränderung im emotionalen Erleben, über die Ausprägung eines Symptoms, den Schweregrad und den Verlauf einer Störung. Die aktuellen Werte können dann direkt mit denen aus den Vorbefunden abgeglichen werden. Wurde vor Jahren schon einmal eine psychologische Testung durchgeführt, kann auch dies aufschlussreich sein. So gewinnt man einen Eindruck über das frühere Erleben und Verhalten des Patienten. Lagen damals ähnliche Symptome vor? Handelt es sich um einen chronifizierten Verlauf oder um eine rezidivierende Störung? Kam es zu einer Symptomverschiebung? Kann die aktuelle Symptomatik als unabhängig davon eingeordnet werden? Die Antworten auf diese Fragen sind hilfreich für das Stellen einer aktuellen Diagnose und vor allem zur Einschätzung der Prognose.
Zu guter Letzt sollte mit der Familie geklärt werden, ob und in welcher Form die Empfehlungen des Vorbehandlers umgesetzt wurden. Wurden die Maßnahmen als hilfreich erlebt? Welche Veränderungen wurden dadurch erreicht? Was hat gefehlt? Wenn die Familie der Empfehlung nicht nachgekommen ist, sollten die Gründe hierfür besprochen werden. Gibt es Ängste, Gefühle von Unzulänglichkeit oder Versagen? Fühlt die Familie sich nicht verstanden? Fehlt die Veränderungsmotivation und -bereitschaft? Aus den Antworten können Informationen über das Familiensystem gewonnen und die zukünftige Mitarbeit abgeschätzt werden.

Screeningverfahren nutzen

Unter Screeningverfahren sind Fragebogenverfahren zu verstehen, die eine große Bandbreite an Symptomen abdecken und zu verschiedenen Clustern zusammenfassen. Sie werden eingesetzt, um herauszufinden, ob und in welchen Bereichen

Auffälligkeiten bestehen. So erfasst ein einziger Bogen bspw. depressive, ängstliche und somatische Symptome, aber auch zwanghaftes oder aggressives Verhalten sowie Aufmerksamkeitsprobleme. Für viele dieser Bögen liegt auch eine Version zur Fremdbeurteilung vor, die im Kinder- und Jugendlichenbereich von den Eltern, Lehrern oder anderen Bezugspersonen ausgefüllt werden kann. Es kann sehr aufschlussreich sein, zu sehen, welche Skalen bei Kindern und Jugendlichen in der Selbstbeurteilung auffällig sind und welche Problembereiche von Außenstehenden wahrgenommen werden.
Screeningverfahren, die im klinischen Alltag häufig eingesetzt werden, sind u. a. die Checklisten von Achenbach zur Selbstbeurteilung (YSR – Youth Self Report) – auch in den Versionen für Eltern (CBCL – Child Behavior Checklist) und Lehrer (TRF – Teacher Report Form) – oder die Symptom-Checkliste (SCL 90-S). Auch das Diagnostiksystem für psychische Störungen (DISYPS-III) verfügt über ein Screeningverfahren.
Neben Fragebögen zur Selbst- und Fremdbeurteilung gibt es natürlich auch Interviewverfahren, die ein breites Spektrum an Störungsbildern abfragen, diese sind jedoch deutlich zeitintensiver in der Durchführung und oft auch in der Auswertung.
Der Einsatz eines Screeningverfahrens hat mehrere Vorteile. Zunächst einmal ist es hilfreich bei Kindern und Jugendlichen, die ihre Symptome selbst nicht gut benennen können. Die Auflistung verschiedener Gefühle, Verhaltensweisen und Gedanken, die im Hinblick auf das eigene Erleben beurteilt werden sollen, kann eine große Erleichterung darstellen. Aber auch bei sehr differenzierten Patienten, die Symptome klar und detailliert beschreiben können, ist ein Screening sinnvoll zur Abklärung von Komorbiditäten. Oftmals werden die Symptome, die aktuell den größten Leidensdruck verursachen, benannt und andere auffällige Bereiche nicht erwähnt. Ergeben sich Hinweise auf ein weiteres Störungsbild, sollte auch dieses noch genauer erfasst und gegebenenfalls diagnostiziert werden.

Gütekriterien und Merkmale der Testverfahren beachten

Erwägt man den Einsatz eines Testverfahrens, lohnt es sich, einen Blick auf die Gütekriterien zu werfen. In der Praxis überfliegen die meisten Diagnostiker die Handbücher und bleiben bei den Kapiteln zur Durchführung und Auswertung hängen. Die Entwicklung der Testverfahren und Gütekriterien werden oftmals aus Desinteresse oder mangelnder Zeit kaum beachtet. Dabei ist ein Testergebnis aussagekräftiger, je objektiver, reliabler und valider das Testverfahren ist. Liegt ein Testverfahren zu einem Symptom oder Merkmal vor, das bessere Gütekriterien als ein anderes hat, sollte dieses angewandt werden. Auch die Normierung sollte man beachten. Wie aktuell ist das Verfahren? Es gibt einige Testverfahren, die etliche Jahre alt sind und nicht neu normiert wurden. Der Einsatz eines solchen Verfahrens ist vor allem im Bereich der Persönlichkeits-, aber auch Leistungstestung mehr als fraglich, und auch von Symptomfragebögen ist unter diesen Umständen abzuraten. Das Testverfahren sollte in der neuesten Version vorliegen mit aktuellster Überarbeitung und Normierung. Ein weiterer Blick sollte der Normstichprobe gelten. Eine große, repräsentative Normstichprobe lässt eine genauere Einordnung der Testergebnisse in Bezug zur Gesamtbevölkerung zu. Bei sehr kleinen Stichproben besteht die Gefahr, dass die Zusammensetzung zu homogen ist und nicht die Ausprägung des Merkmals in der Gesamtbevölkerung widerspiegelt.

Anpassung an die Hypothese

Dieser Punkt mag sich banal anhören, ist dennoch erwähnenswert, weil er in der Praxis durch standardisierte Testungen und den Einsatz von Testbatterien vernachlässigt wird und die Diagnostik selbst schnell unökonomisch erscheinen lassen. Testverfahren sollten individuell ausgewählt werden und dabei helfen die Eingangsfragestellung zu beantworten.

Stellt sich ein 8-jähriger Junge vor, bei dem der Verdacht einer Lese-Rechtschreib-Störung besteht, sollte dies zunächst im Fokus stehen. Das heißt die Durchführung eines Intelligenztests sowie eines Lese- und Rechtschreibtests sind notwendig. Abhängig der Ergebnisse können dann weitere Verfahren zum Einsatz kommen um Komorbiditäten auszuschließen oder – sollte keine LRS vorliegen – das eigentliche Störungsbild zu erfassen.

Testverfahren den Hypothesen anzupassen, bedeutet jedoch nicht, dass bei einer Jugendlichen, die sich aufgrund depressiver Symptomatik vorstellt, nur Depressionsbögen durchgeführt werden. Ein Screeningverfahren kann zur Abklärung von Komorbiditäten hilfreich sein, ebenso projektive Verfahren um unbewusste Thematiken oder das Familienbild zu erfassen. So können mitunter auslösende oder aufrechterhaltende Faktoren bestimmt werden. Fraglich ist dagegen, ob es in jedem Fall eine Leistungstestung braucht. Wenn die Schulleistungen unverändert im Durchschnittsbereich liegen, scheint dies nicht unbedingt notwendig, bei schlechten schulischen Leistungen dagegen kann eine (andauernde) intellektuelle Überforderung die depressive Symptomatik bedingen und eine Intelligenzmessung ist durchaus ratsam.

Auch hierbei ist wieder ein Rückgriff auf eventuelle Vorbefunde hilfreich. Sie können, je aktueller sie sind, ebenso zur Beantwortung einer Fragestellung herangezogen werden.

Unterschiedliche Verfahren einsetzen

Ein Wert eines einzelnen Testverfahrens ist nicht aussagekräftig. Das gilt für Fragebogenverfahren, aber auch projektive Verfahren sollten nicht losgelöst von Exploration, Verhaltensbeobachtung und weiteren Testergebnissen gedeutet werden.

Ergebnisse von Fragebögen können durch Beurteilungsfehler des Patienten beeinflusst sein (Erinnerungsfehler, Tendenz zu extremen Werten, Fragen werden missverstanden). Auch geben verschiedene Fragebögen lediglich Hinweise auf das Vorliegen einer bestimmten Symptomatik, liefern aber nicht in jedem Fall die Kriterien, die nach ICD 10 für das Vergeben einer Diagnose notwendigerweise erfüllt sein müssen.

Es empfiehlt sich, die Diagnostik abwechslungsreich zu gestalten und ein Mix aus Fragebogen, Exploration, Spielbeobachtung und projektiven Verfahren zu wählen. So werden verschiedene Erlebens- und Verhaltensweisen aufgegriffen und abgedeckt und können im Gesamten ein umfassendes Bild des Patienten zeichnen.

„Kosten-Nutzen-Analyse“

Vor der Durchführung eines Testverfahrens sollte überlegt werden, ob der „Nutzen“ oder „Gewinn“ durch dieses Verfahren die damit verbundenen „Kosten“ aufwiegt.

Mit „Kosten“ sind dabei nicht unbedingt nur finanzielle Kosten gemeint, wobei die Anschaffung von Testmaterialien natürlich Geld kostet. Ein Intelligenztest, der aus einem Testkoffer mit Materialien, Handbuch und Protokollbögen besteht, ist dabei deutlich teurer in der Anschaffung und der Nachbestellung von Protokollbögen, als Symptom- oder Persönlichkeitsfragebögen. Aus finanzieller Sicht am „günstigsten“ sind projektive Verfahren, bei denen einmalig ein Handbuch und Materialien wie Bildtafeln oder ein Sceno-Koffer gekauft werden oder bei denen manchmal auch Papier und Bleistift ausreichen (Familie in Tieren). Obwohl in Kliniken oder Ambulanzen das Budget für Testbestellungen begrenzt ist und in ambulanten Praxen mitunter auch aus finanziellen Gründen weniger Testverfah-

ren vorhanden sind, sollten natürlich nicht finanzielle Aspekte maßgeblich die Entscheidung für oder gegen ein Verfahren beeinflussen.
Weitere „Kostenpunkte“ sind der Zeitaufwand in der Durchführung und Auswertung des Verfahrens. Dabei ist auch der Zeitaufwand auf Seiten der Testperson zu berücksichtigen. Eine Vielzahl von Verfahren und damit verbunden eine sehr lange Testdauer kann sich negativ auf die Motivation und Bereitschaft zur Mitarbeit auswirken. Zudem kann es die Testperson überfordern.
Im Alltag in Kliniken und Praxen wird mitunter unter hohem Zeitdruck gearbeitet, wenn der nächste Patient schon vor der Tür sitzt und wartet, man nur eine begrenzte Zeit für eine Diagnostik zur Verfügung hat, Tests auswerten muss, Stunden dokumentieren, Patientenberichte und Abrechnungen schreiben usw., sollten Testverfahren im Vorfeld sinnvoll ausgewählt werden.
Der „Nutzen“ des Verfahrens bezieht sich auf einen zusätzlichen Erkenntnisgewinn. Natürlich kann man nicht die Ergebnisse vorhersehen, jedoch können Fragebögen im Vorfeld auf redundante Skalen überprüft werden. Ist in einem Screening-Verfahren ein Störungsbereich unauffällig, benötigt es oftmals keine spezifischeren Verfahren um dies weiter zu beleuchten. Selbst wenn der Verdacht besteht, dass sozial erwünscht geantwortet wurde und doch Auffälligkeiten in dem Bereich vorliegen, ist die Wahrscheinlich hoch, dass auch in den weiteren Fragebögen sozial erwünscht geantwortet wird und man sollte dies zunächst direkt ansprechen. Wenn ein Depressionsbogen auffällig ausfällt, dann kann man auf einen weiteren, der dies noch mal bekräftigen würde, verzichten. Aktuelle Daten aus Vorbefunden müssen ebenfalls nicht noch einmal erneut erhoben werden.

Mit Testverfahren vertraut machen

Ganz wichtig ist es, sich im Vorfeld mit den Testverfahren vertraut zu machen, die man anwenden möchte. Unbekannte Verfahren sollten nicht zur Diagnostik herangezogen werden, da sich Unsicherheiten, Unwissen und die fehlende Routine des Diagnostikers in Bezug auf das Verfahren negativ auf die Durchführung und Auswertung, aber auch auf das Testverhalten der Testperson auswirken können. Bei einem Fragebogen sollte bekannt sein, für welchen Altersbereich dieser normiert ist und ob die Items (Fragen) Verständnisprobleme hervorrufen können. Fragebögen, die für Jugendliche und Erwachsene vorliegen, haben oftmals Formulierungen, die für Erwachsene eindeutig, für Jugendliche dagegen schwer zu verstehen sind. Man sollte selbst in der Lage sein, den Jugendlichen die Items oder missverständliche und unbekannte Begriffe erklären zu können.

Eine Einarbeitung in Entwicklungs- und Intelligenztests ist absolute Pflicht. Es muss klar sein, welche Untertests und in welcher Reihenfolge diese durchgeführt werden, welche Materialien benötigt werden und ob z. B. die Zeit gemessen werden muss. Längere Unterbrechungen während der Testung, während derer Materialen gesucht werden oder man im Handbuch Unklarheiten nachschlägt, beeinflussen die Konzentration des Gegenübers. Unsicherheiten übertragen sich auf die Testperson und wirken sich negativ auf das Ergebnis aus. Wird ein Untertest nicht korrekt durchgeführt (wenn bspw. vergessen wird, die Zeit zu messen), kann dieser nicht mehr wiederholt werden.

Bereiche, die erfasst werden können

Bei diffuser Fragestellung, u. a. bedingt dadurch, dass Symptome nicht konkret benannt werden können oder wollen, dass Informationen nicht preis gegeben werden oder auch Unsicherheiten auf Seiten des Diagnostikers, welche Testverfahren eingesetzt werden sollten, empfiehlt es sich, folgende Bereiche abzudecken:
Symptome: Mit Hilfe eines Screeningverfahrens können Symptomcluster erfasst werden und erste Anhaltspunkte liefern. Bei Auffälligkeiten in einem Bereich, kann ein spezifischer Symptomfragebogen nachgereicht werden.
Familienbild: Anhand eines Familie-in-Tieren-Bildes oder einer Familienaufstellung wird die familiäre Situation und die eigene Position innerhalb der Familie aus Sicht des Kindes abgefragt. Dies ist bei Jugendlichen, aber mehr noch bei Kindern wichtig, da diese noch sehr stark in ihre Kernfamilie eingebettet sind. Die Symptomatik des Kindes bestimmt oftmals das Familienleben. Auslösende und aufrechterhaltende Faktoren können innerhalb der Familie zu finden sein, aber auch Ressourcen, wie Halt, Verständnis und Unterstützung. Mitunter ist das Kind auch als „Indexpatient“ anzusehen, das stellvertretend für die Familie Symptome ausbildet um auf dysfunktionale familiäre Strukturen aufmerksam zu machen.
Persönlichkeit: Durch einen Persönlichkeitsfragebogen können Eigenschaften oder Einstellungen und Haltungen des Kindes oder Jugendlichen erfasst werden. Wie sieht der Betroffene sich selbst? Wie würde er sich beschreiben? Dadurch ergeben sich u. a. Hinweise darauf, wie sich jemand in bestimmten Situationen verhält, welche Verarbeitungsmechanismen er einsetzt, wie er mit anderen umgeht, welches Selbstbild er hat usw.
Intelligenz: Sollten Verhaltensauffälligkeiten in der Schule berichtet werden oder zeigt sich eine zunehmende Verschlechterung der schulischen Leistungen anhand von Zeugnissen und Klassenarbeiten, sollte in jedem Fall eine Intelligenzmessung

durchgeführt werden um eine schulische Überforderung auszuschließen. Diese kann ursächlich eine emotionale Symptomatik bedingen und aufrechterhalten, da sich das Kind permanent unter Druck gesetzt fühlt, den Anforderungen nicht genügen kann und Frustration durch anhaltendes Scheitern erlebt.
Die Ergebnisse in den angeführten Verfahren liefern oftmals Hinweise, in welche Richtung weiter getestet werden sollte, zum einen durch auffällige Ergebnisse, aber auch aufgrund des Testverhaltens. Wie lässt sich jemand ein? Ist er motiviert und offen? Stellt er sich sozial erwünscht dar? Zeigen sich Verständnisschwierigkeiten?
Es kann dann entschieden werden, ob mehr projektive Verfahren zum Einsatz kommen, auch um auf unbewusste Themen des Patienten aufmerksam zu werden, oder man weitere Fragebögen oder Spiel- und Verhaltensbeobachtungen durchführt.

5. Störungsspezifische Diagnostik

Für fast alle Störungsbilder gibt es spezifische Fragebögen, die überwiegend über den Hogrefe-Testkatalog oder online zu bestellen sind, darunter u. a. Fragebögen für depressive Störungen, Angststörungen (Phobien, Schulängste, soziale Phobien, allgemeine Ängstlichkeit), Traumata oder Persönlichkeitsstörungen. Zu finden sind auch Verfahren, die sich auf die Emotionsregulation, Stressverarbeitung oder das Selbstwertgefühl beziehen.
Liegt der Verdacht auf eine bestimmte Störung vor, kann ein spezifischer Symptomfragebogen eingesetzt werden. Jedoch sollte man sich nicht nur auf einen einzelnen Fragebogen beschränken. Diagnostik kann und sollte im Idealfall auch Aufschluss geben über komorbide Störungen, auslösende oder aufrechterhaltende Faktoren und Behandlungsansätze.
Nachfolgend werden fünf Störungsbilder und deren Diagnostik angeführt, bei denen auf bestimmte Aspekte zu achten ist oder die den Einsatz bestimmter Testverfahren erfordern: Teilleistungsstörungen, Autismus, Aufmerksamkeitsdefizit-Hyperaktivitätsstörung, Störung des Sozialverhaltens und Essstörungen.

a. Teilleistungsstörungen

Teilleistungsstörungen umfassen Schwierigkeiten beim Erwerb von Lesen, Schreiben und/ oder Rechnen. Nach ICD 10 handelt es sich dabei um biologische Fehlfunktionen, die die kognitive Informationsverarbeitung beeinträchtigen. Diese beziehen sich stärker auf die phonologische Informationsverarbeitung als die visuelle, aber auch das Arbeitsgedächtnis kann betroffen sein. Umwelt- oder Lerneinflüsse fallen eher gering aus, in erster Linie scheint es sich um eine genetische Veranlagung zu handeln. Erste Gene, die dafür verantwortlich sind, wurden lokalisiert.
Hirnschädigungen oder Beeinträchtigungen der Sinnesfunktionen sind vor der Diagnosestellung auszuschließen, d. h. das Kind darf auch keine unbehandelte, nicht korrigierte Fehlfunktion des Sehens oder Hörens haben. Zudem darf es keinen Mangel an Gelegenheiten zum Erlernen gegeben haben. Kann ein Kind, aus welchen Gründen auch immer, keine Schule besuchen und deshalb nicht lesen oder schreiben, werden die Kriterien zum Stellen der Diagnose nicht erfüllt. Um die Diagnose vergeben zu können, muss der Betroffene eine deutlich schlechtere Leistung in einem Teilbereich wie Lesen oder Schreiben erbringen, als es aufgrund seines Intelligenzniveaus zu erwarten wäre. Die WHO gibt in der ICD 10 als Forschungskriterium eine Abweichung der Intelligenzleistung von der Leistung in

einem Teilbereich eine Standardabweichung von 2 an. Das bedeutet, dass bspw. die Rechtschreibleistung zwei Standardabweichungen, also 20 T-Wertpunkte, unter der Intelligenzleistung liegen muss, um die Teilleistungsstörung zu vergeben. In der Praxis sind Standardabweichungen von 1–1,5 üblich und mitunter vom Bundesland, aber vor allem der testenden Einrichtung abhängig.

Das frühzeitige Stellen der Diagnose ist zum einen wichtig um das Kind entsprechend fördern zu können und ihm einen Nachteilsausgleich zukommen zu lassen, der ihm laut Grundgesetz Artikel 3, Absatz 3 zusteht – Niemand darf aufgrund seiner Behinderung benachteiligt werden. Bei einer massiven Beeinträchtigung kann über den §35a SGB VIII eine Eingliederungshilfe für seelisch behinderte oder für von seelischer Behinderung bedrohter Kinder und Jugendliche beantragt werden. Hierfür muss die Diskrepanz jedoch gravierend sein.

Zum anderen ist das frühzeitige Erkennen und Behandeln der Störung wichtig, da die Wahrscheinlichkeit für das Ausbilden einer weiteren psychischen Störung deutlich erhöht ist. Sowohl die Entwicklung im sozialen als auch im emotionalen Bereich kann betroffen sein. Häufige komorbide Störungen sind Störungen des Sozialverhaltens, Angststörungen, Aufmerksamkeits- und Hyperaktivitätsstörungen, aber auch somatische Symptome treten vermehrt auf.

Als Nachweis der Kriterien einer Teilleistungsstörung wird ein intra- und ein interindividueller Vergleich herangezogen. Das bedeutet, dass nicht nur im Vergleich zur Intelligenzleistung eine deutliche Abweichung vorliegen muss (intraindividuell), sondern dass die Leistung in dem Teilbereich deutlich geringer ausfallen muss, als die Leistung Gleichaltriger (interindividuell).

Nach Thomas et al. (2015, ZfE) liegen bei 13,3 % der Kinder zum Ende der zweiten Klasse die Kriterien für eine Lernstörung vor – darunter sind sowohl Lese-, Rechtschreib-, als auch Rechenstörungen oder Kombinationen zusammengefasst. Die Prävalenzrate von Lese-Rechtschreibstörungen, der häufigsten Störung in diesem Bereich, liegt bei 3–8 % (Fischbach et al. 2013).

Man sollte immer bedenken, dass es sich bei umschriebenen Teilleistungsstörungen um spezifische und durchgängige Störungen handelt. Sie betreffen nur einen Teilbereich und umfassen nicht die gesamte kognitive Leistungsfähigkeit. Zudem sind die Leistungen in dem betroffenen Bereich von Beginn an reduziert. Eine abrupte Verschlechterung nach jahrelanger guter Leistung deutet auf andere Ursachen hin (aktuelle Belastungen, andere psychische Störungen).

Bevor im Nachfolgenden die Diagnostik einer Lese-Rechtschreibstörung dargestellt wird, sei noch angemerkt, dass eine isolierte Lesestörung in der ICD 10 nicht mit den F81-Ziffern kodiert werden kann. Eine Dyslexie (eingeschränkte Fähigkeit, Worte und Texte zu lesen und zu verstehen) oder eine Alexie (Unvermögen

zu lesen) wird unter R48 als „Werkzeugstörung“ unter den „Symptomen, die die Sprache und die Stimme betreffen“ eingeordnet.
Analog der nun dargestellten Diagnostik der Lese- und Rechtschreibstörung ist auch bei der Diagnostik einer Rechenstörung vorzugehen.
In einem ausführlichen Anamnesegespräch werden die Symptome erfragt. Wie äußern sich diese? Seit wann bestehen sie? Gibt es bei anderen Familienmitgliedern entsprechende Auffälligkeiten? Die schulische Situation sollte exploriert werden, um auszuschließen, dass externe Faktoren das Lernen beeinflussen oder erschweren.
Bei Auffälligkeiten in der Schule ist es immer sinnvoll, eine Einschätzung der Lehrer einzuholen. Dies kann in einem Gespräch, aber auch durch einen Fragebogen geschehen. Zeugnisse liefern weitere Informationen über Verhaltensauffälligkeiten und schulische Leistungen, auch darüber, ob diese konstant sind oder sich verändert haben.
Das Durchführen eines Intelligenztests ist unerlässlich. Es sollte ein möglichst ausführliches Verfahren gewählt werden. Während des Testens ist auf Aufmerksamkeit und Konzentration des Kindes zu achten. Bei unterdurchschnittlichen Testergebnissen kann von einer allgemeinen Lernschwäche ausgegangen werden. Sind die Ergebnisse durchschnittlich oder überdurchschnittlich, kommen spezifische Lese- und Rechtschreibtests zum Einsatz.
Bei Lese- und Rechtschreibtests müssen die entsprechenden Normen beachtet werden. Die Verfahren sind oftmals für Mitte bis Ende des entsprechenden Schuljahres normiert, da sie erfassen, was während des Schuljahres gelernt werden sollte. Wird eine Diagnostik zu Beginn eines Schuljahres durchgeführt, ist auf die Stichprobe der vorhergehenden Klassenstufe zurückzugreifen. Das bedeutet bei einer Testung zu Beginn der vierten Klasse wird die Normstichprobe der Drittklässler zum Vergleich herangezogen, da diese sich auf das Schuljahresende der dritten Klasse bezieht. Ein Vergleich mit der Stichprobe der Viertklässler würde zu schlechteren Ergebnissen führen, da diese von ihrer Leistung ein Jahr Vorsprung haben. Ausschlaggebend ist zudem die besuchte Klassenstufe, nicht die Anzahl der Schulbesuchsjahre.
Im deutschsprachigen Raum ist es natürlich wichtig eine deutsche Stichprobe als Vergleich zu haben.
Bei unterdurchschnittlichen Ergebnissen im Lesen und Schreiben, was einem Prozentrang von < 16 entspricht, meist wird jedoch in den Handbüchern ein Prozentrang < 10 angegeben, muss als weiteres Kriterium für eine Diagnose eine deutliche Diskrepanz zum IQ-Wert bestehen. Dies wird in der Praxis bei 15 T-Wert-Punkten Unterschied erreicht. Eine nicht so strenge Beurteilung sieht dies schon bei 12 T-Wert-Punkten Unterschied erfüllt.

Eine qualitative Fehleranalyse kann hilfreich sein, um gezielt individuelle Fördermaßnahmen zu planen.
Abbildung 5 zeigt schematisch das beschriebene Vorgehen anhand eines Entscheidungsbaums.

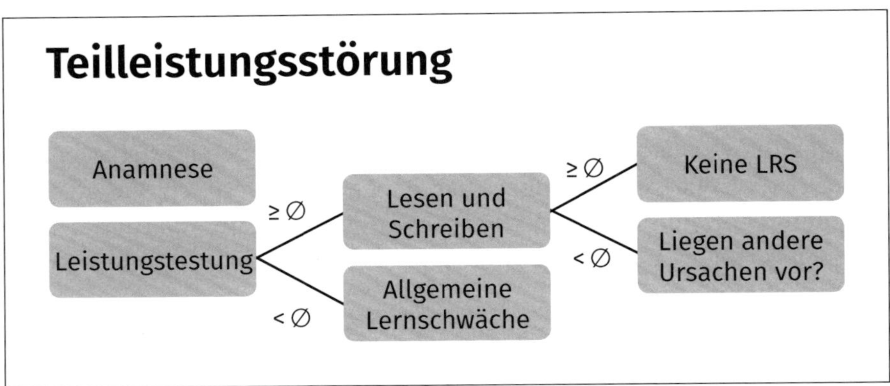

Abbildung 5: Vorgehen zur Diagnostik einer Lese-Rechtschreibstörung

Sind die Ergebnisse in den Lese- und Rechtschreibtestverfahren mindestens durchschnittlich, muss nach anderen Gründen für die schlechte schulische Leistung in diesem Bereich gesucht werden. Auch bei unterdurchschnittlichen Leistungen in den Testverfahren sollte zunächst noch geprüft werden, ob es andere Ursachen hierfür gibt (wie einen Mangel an Lernmöglichkeiten), bevor die Diagnose gestellt wird.
Da mit einer Teilleistungsstörung häufig andere emotionale und soziale Störungen einhergehen, kann eine weiterführende emotionale Diagnostik Aufschluss geben über komorbide Störungen, die ebenfalls behandelt werden müssen.

b. Autismus

Kennzeichnend für eine autistische Störung (F84) sind nach ICD 10 Beeinträchtigungen gegenseitiger sozialer Interaktion, der Kommunikation und Sprache sowie eingeschränkte Interessen und/oder stereotype, sich wiederholende Aktivitäten. Die Störung ist früh erkennbar, da sich die genannten Auffälligkeiten in den ersten fünf Lebensjahren deutlich zeigen. Beim frühkindlichen Autismus tritt die Beeinträchtigung in der Entwicklung schon vor dem dritten Lebensjahr auf.

Das Asperger-Syndrom wird oftmals als „mildere" Form des Autismus angesehen, da hierbei zwar ebenfalls die soziale Interaktion gestört ist und die Betroffenen repetitive Verhaltensweisen oder besondere Interessen zeigen, jedoch sind die sprachlichen Entwicklungsrückstände deutlich geringer und die intellektuelle Leistungsfähigkeit ist nicht eingeschränkt. Viele Betroffene verfügen über einen durchschnittlichen IQ-Wert.

Zur Diagnostik des Autismus gibt es verschiedene Verfahren. In jedem Fall empfiehlt es sich, eine umfangreiche Anamnese, insbesondere der frühkindlichen Entwicklung, zu erheben. Als Screening für Hinweise auf das Störungsbild kann der Fragebogen zur sozialen Kommunikation (FSK) eingesetzt werden. Er erfasst aktuelle autistische Symptome, aber auch Symptome bezogen auf die gesamte Lebenszeit um das Kriterium des Auftretens im Kleinkindalter zu erfüllen. Die Items beziehen sich auf die soziale Interaktion, die Art der Kommunikation und auf stereotypes Verhalten. Bei Auffälligkeiten in diesem Verfahren kann eine weitere spezifischere Abklärung mit einem umfangreichen Elterninterview erfolgen, dem Diagnostischen Interview für Autismus (Autism Diagnostic Interview Revised [ADI-R]). Es beinhaltet Fragen zu folgenden Bereichen: frühkindliche Entwicklung, Spracherwerb und möglicher Verlust von sprachlichen Fertigkeiten, verbale und non-verbale kommunikative Fähigkeiten, Spiel- und soziales Interaktionsverhalten, stereotype Interessen und Aktivitäten sowie komorbide Symptome. Das Interview ist sehr umfassend und kann in der Durchführung bis zu zwei Stunden in Anspruch nehmen. Die Dauer ist abhängig von der Anzahl der auffälligen Bereiche. Wenn die Bezugsperson einen Bereich verneint, wird dieser übersprungen und mit dem nächsten fortgefahren. Wird der Bereich bejaht, erfolgt eine detailliertere Befragung dazu.

Mit dem Kind oder Jugendlichen wird parallel oder im Anschluss dazu die ADOS (Autism Diagnostic Observation Schedule), die Diagnostische Beobachtungsskala für Autistische Störungen durchgeführt. Ab dem zweiten Lebensjahr können abhängig des sprachlichen Niveaus anhand von Aufgaben mit sehr ansprechendem Material (Bücher, Stofftiere, Puzzleteile ...) Beeinträchtigungen erhoben und eingestuft werden. Die Testung mit der ADOS erfordert Sicherheit und Know-how im Umgang mit dem Material, dem Protokollbogen, aber auch Wissen über und bestenfalls Erfahrung mit autistischen Störungen. In Seminaren und Schulungen wird über den aktuellen Forschungsstand informiert und das Testverfahren vorgestellt und erprobt. Angeboten werden diese u.a. über den Hogrefe Verlag, Autismus Deutschland e.V. oder Universitäten und Unikliniken in ganz Deutschland verteilt. Auch einige private Praxen vermitteln die Anwendung der ADOS.

Ist man in einer Praxis oder Klinik mit Kindern und Jugendlichen konfrontiert, die fraglich über autistische Züge verfügen, sollte man – sofern man nicht selbst

über entsprechende Schulungen verfügt – mit den Eltern den Kontakt zu einer Anlaufstelle zur Diagnostik für autistische Störungen herstellen. Das kann eine Ambulanz, private Praxis oder Klinik sein.
Ist man sich unsicher, ob man eine Autismus-Testung veranlassen sollte, wenn bspw. das Verhalten des Patienten nicht so eindeutig einzuordnen ist, kann man durch kleinere „Tests" Hinweise auf das Vorliegen einer autistischen Störung bekommen. So fällt es Betroffenen oftmals schwer, Bildkarten, die eine Geschichte erzählen, in die richtige Reihenfolge zu bringen oder Emotionen anhand von Gesichtsausdrücken zu deuten. Im Internet findet sich hierzu der Augentest von Baron-Cohen, den es auch in einer Kinderversion gibt. Bekannt ist er im Original als Reading Mind in the Eyes-Test. Da der Test nur als Forschungsinstrument vorliegt und über keine entsprechende Normierung verfügt, kann er nur orientierend angewandt werden. Bei Unsicherheiten ist es besser, eine Autismus-Diagnostik bei erfahrenen Kollegen anzuregen.
Oftmals bedarf es keiner Vortestung, wenn man Familien zur Autismustestung überweist, da die entsprechenden Anlaufstellen selbst eine umfangreiche Testung durchführen. Sollten jedoch Befunde vorliegen (eine Intelligenztestung, Ergebnisse des FSK, eine emotionale Diagnostik), sollten diese auch weitergereicht werden.

c. Aufmerksamkeitsdefizit-Hyperaktivitäts-Störung (ADHS)

Die hyperkinetischen Störungen (F90) umfassen eine beeinträchtigte Aufmerksamkeit, Impulsivität und eine Hyperaktivität. Betroffene Kinder können sich nur schwer ausdauernd auf Reize konzentrieren, sind leicht ablenkbar, können kaum abwarten und zeigen eine hohe motorische Unruhe. Die Symptome der hyperkinetischen Störungen müssen in den ersten fünf Lebensjahren auftreten und werden unter den Störungen mit Beginn in der Kindheit und Jugend erfasst, auch wenn die Symptome in veränderter Form noch im Erwachsenenalter auftreten können. Bei der Diagnosestellung ist zu beachten, dass eine einfache Aufmerksamkeitsstörung ohne Hyperaktivität unter den sonstigen anderen Verhaltens- und emotionalen Störungen mit Beginn in der Kindheit und Jugend (F98.8) kodiert wird.
Eine ADHS zeigt hohe Komorbiditäten zu anderen psychischen Störungen, die im Rahmen der Diagnostik ebenfalls abgeklärt werden sollten. Dies sind vor allem Störungen des Sozialverhaltens, affektive Störungen, Angststörungen, Lernstörungen (wie eine Lese-Rechtschreibstörung) und Ticstörungen.

Die Symptome einer ADHS müssen situationsübergreifend auftreten. Das bedeutet, dass das Verhalten sowohl zu Hause, als auch in der Schule, bei Freunden oder in einem Sportverein gezeigt wird. Sind eine Aufmerksamkeitsstörung und Hyperaktivität ausschließlich in der Schule zu beobachten, hat dies andere Ursachen, bspw. eine schulische Überforderung. In der Regel werden bei Verdacht auf eine ADHS Beobachtungsbögen an Eltern, Lehrer und andere Bezugspersonen ausgehändigt, die diese täglich bzw. bei jedem Kontakt mit dem Kind ausfüllen. Diese Ratingskalen, die Symptome der Impulsivität, Hyperaktivität und Aufmerksamkeitsstörung erfassen, werden als am effektivsten zur Diagnosestellung angesehen. Zusätzlich können Zeugnisse der bisher besuchten Schuljahre und entsprechende Verhaltensbeurteilungen der Lehrer aufschlussreich sein.
Ein Beispiel für einen umfangreichen Beurteilungsbogen zu ADHS sind die Conners-Skalen, die zur Selbstbeurteilung ab 8 Jahren und als Eltern- und Lehrerversion vorliegen. Sie erfassen die Kernsymptomatik nach DSM-V und ICD 10, sowie Probleme, die im Zusammenhang mit dem Störungsbild auftreten können.
Für den Diagnostiker selbst sind eigene Verhaltensbeobachtungen zusätzlich relevant. Diese finden im Wartezimmer statt, bei Testungen oder während der Interaktion mit Bezugspersonen. Zu bedenken ist jedoch, dass diese Situationen in der Regel 1:1-Situationen sind, die Anforderungen und Umgebungsbedingungen außerhalb der Praxisräume nicht abbilden. Wenn sich ein Kind in der Testsituation gut konzentrieren kann, nur der Testleiter anwesend ist und es noch mit dem Rücken zum Fenster sitzt um es von möglichst vielen Reizen abzuschirmen, heißt das noch lange nicht, dass es dieselbe Konzentrationsleistung und Aufmerksamkeit auch in einer Schulklasse mit weiteren 30 Schülern zeigen kann.
Auch wenn Ratingskalen am effektivsten sind, empfiehlt es sich in den meisten Fällen zudem eine Intelligenztestung durchzuführen um kognitive Überforderungen auszuschließen. Häufig kommen auch Konzentrationstests zum Einsatz, die verschiedene Aspekte der Konzentration und Aufmerksamkeit erfassen. Wie oben erwähnt sollten ebenso komorbide Störungen berücksichtigt werden.

d. Störung des Sozialverhaltens

Unter einer Störung des Sozialverhaltens (F92) fallen aggressives, dissoziales und aufsässiges Verhalten, wobei zu beachten ist, welches Verhalten für die jeweilige Altersstufe (noch) angemessen ist und welches nicht. Trotzverhalten und Wutausbrüche gehören zum Entwicklungsprozess im Kleinkindalter, jedoch sollten sie später nicht mehr in so massiver Form auftreten.

Da betroffene Kinder und Jugendliche bzgl. ihres Verhaltens und den damit verbundenen Schwierigkeiten zu Externalisierungen und Dissimulation (Herunterspielen oder Leugnen) neigen, sind die Aussagen oftmals wenig valide. Betroffene zeigen häufig einen geringen Leidensdruck, ganz im Gegensatz zu ihrem Umfeld. Zur Diagnostik dieser Störung ist es daher ratsam, Informationen aus unterschiedlichen Quellen einzuholen und die Kinder, Jugendlichen und deren Eltern ausführlich zu explorieren. Da sich die Störung des Sozialverhaltens von außen gut erkennen und regelverletzendes Verhalten beobachten lässt, können auch Beurteilungen und Einschätzungen von Lehrern eingeholt werden.
Eine Leistungstestung kann zudem Hinweise auf Überforderungen, Frustrationstoleranz und Motivation liefern.
Die ausführliche Exploration sollte sowohl bei Kindern, Jugendlichen als auch deren Eltern Fragen enthalten zum Freizeitverhalten, zu Freunden, dem Erziehungsstil der Eltern, zu Drogenkonsum (auch der Eltern), zum Selbstbild, zu Zukunftsplänen und Delinquenz. Dissoziales Verhaltens sollte von Beginn an direkt angesprochen werden, sowohl bei Eltern als auch den Kindern.
Zur Störung des Sozialverhaltens gibt es kaum spezifische Testverfahren. Einzelne Screeningverfahren, wie die Symptomcheckliste für Jugendliche (Youth Self Report, YSR), enthalten Items zur Skala regelverletzendes Verhalten. Ebenso kann mit dem DISYPS-III (Diagnostiksystem für psychische Störungen für Kinder und Jugendliche) eine Störung des Sozialverhaltens in Selbst- und Fremdbeurteilung erfasst werden.
Zudem gibt es Testverfahren, die sich nicht direkt auf die Symptome einer Störung des Sozialverhaltens beziehen, aber auf verwandte Bereiche. Der Fragebogen zur Erfassung von Empathie, Prosozialität, Aggressionsbereitschaft und aggressivem Verhalten (FEPAA) listet Situationen auf, in denen Handlungsalternativen gewählt werden können. Ebenso werden Verhaltensweisen in verschiedenen Situationen abgefragt, die Hinweise auf aggressives Verhalten und Aggressionslegitimation geben. Ein weiteres Verfahren ist der Differentielle Aggressionsfragebogen (DAF), der reaktive und proaktive Aggression bei Kindern und Jugendlichen erfasst und darüber Aufschluss gibt, inwiefern aggressives Verhalten als angemessenes Mittel angesehen wird, Ziele zu erreichen. Natürlich können auch bei diesem Störungsbild projektive Verfahren angewandt werden, die die Diagnose stützen können.

e. Essstörungen

Die ICD 10 beschreibt unter F50 zwei Syndrome der Essstörungen: die Anorexia nervosa und die Bulimia nervosa. Zusätzlich können noch atypische Formen ko-

diert werden, sowie Essattacken und Erbrechen bei anderen psychischen Störungen. Die Adipositas findet sich in der ICD 10 unter E66 wieder und wird somit unter den endokrinen, Ernährungs- und Stoffwechselkrankheiten kodiert.
Die Kriterien für eine Essstörung sind eindeutig und müssen in den meisten Fällen nicht über eine psychologische Testdiagnostik erhoben werden. Gerade bei einer Anorexie ist das Untergewicht deutlich erkennbar (Body-Mass-Index (BMI) ≤ 17,5, dieser berechnet sich wie folgt: BMI = kg/m^2) und der selbst herbeigeführte Gewichtsverlust wird in den meisten Fällen – zumindest ansatzweise – im Erstgespräch von den Betroffenen und den Eltern berichtet. Das Vorliegen einer Körperschema-Störung lässt sich schnell erfragen oder anhand der Äußerungen der Betroffenen ableiten. Auch endokrine Störungen, wie das Ausbleiben der Regelblutung, sind nicht durch psychologische Testverfahren messbar, sondern werden im Gespräch exploriert.
Dennoch empfiehlt sich auch bei einer Anorexie eine psychologische Diagnostik. Im stationären Bereich sollte diese nach Erreichen eines stabilen Gewichts erfolgen, da bei massivem Untergewicht davon auszugehen ist, dass sich dieses auf Konzentrations-, Leistungsfähigkeit und Denken im Allgemeinen auswirkt. So scheinen die Gedanken zunächst eingeengt und um wenige Themen zu kreisen – Essen, Kalorienmenge, Aussehen. In dieser Phase sind kurze, stützende Gespräche sinnvoll. Im Anschluss an die Stabilisierung können im Rahmen einer Testung das Ausmaß der emotionalen Belastung erhoben und komorbide Störungen erfasst oder ausgeschlossen werden. Ebenso ist eine Diagnostik hilfreich zum Erstellen eines Therapieplans. Hierfür bietet sich das Eating Disorder Inventory (EDI -2) an. Es erfasst neben einem Schlankheitsstreben, bulimischen Symptomen und einer Unzufriedenheit mit dem eigenen Körper, was bei Essgestörten naheliegend erscheint, zudem Gefühle von Ineffektivität, Streben nach Perfektionismus, Misstrauen in andere, interozeptive Wahrnehmung (die Wahrnehmung von Körpersignalen, wie Hunger oder Emotionen), Angst vor dem Erwachsenwerden, Askese (Enthaltsamkeit, Verzicht), Impulsregulation und eine soziale Unsicherheit. Anhand dieser Skalen können zusammen mit dem oder der Jugendlichen Therapieziele formuliert und überprüft werden.
Bei bulimischen Patienten kann eine psychologische Testung ebenfalls Aufschluss geben über u.a. komorbide Störungen, emotionales Erleben, Selbstwertprobleme, Unsicherheiten, familiäre Konflikte oder Spannungszustände. All dies muss nicht erhoben werden, um eine entsprechende Diagnose nach ICD 10 zu stellen, jedoch um den Patienten besser kennen und verstehen zu lernen und dann den Therapieplan auszurichten.
Neben Symptomfragebögen und projektiven Verfahren, die zum Einsatz kommen können, gibt es für den Bereich der Essstörungen zahlreiche Fragebögen, die ge-

zielt das Essverhalten erfragen – entweder bei den Betroffenen selbst oder den Angehörigen. Viele davon stehen online zur Verfügung u.a. unter https://www.pukzh.ch/zuweiser-fachpersonen/kinder-und-jugendliche/praxismaterialien/.

6. Umgang mit Besonderheiten in der Testsituation

Zunächst einmal sei gesagt, dass sich die meisten Kinder, Jugendliche und deren Eltern gut auf den Diagnostikprozess einlassen und mitarbeiten. Viele sind froh und dankbar, dass jemand Hilfe anbietet und herauszufinden versucht, was los ist.

Eventuell muss der Diagnostikprozess im Verlauf etwas angepasst werden, z. B. muss aus Zeitgründen auf ein Verfahren verzichtet werden oder die Testperson benötigt etwas mehr Unterstützung bei der Durchführung, eine zeitnahe Rückmeldung, Ermutigung und Lob oder manchmal auch einfach nur eine klare Aufforderung und Eingrenzung. Wenn die Verfahren jedoch so gut es möglich ist, an die Patienten und Problemstellungen angepasst sind, läuft die Testung meist ohne unerwartete Vorkommnisse oder größere Störungen ab.

In einigen Fällen treten jedoch Situationen überraschend auf, die den Diagnostiker irritieren können oder im extremsten Fall eine Testung nicht möglich machen. Kleine und größere „Besonderheiten" im Sinne von Störungen im Ablauf, in der Durchführung oder Auswertung sind im Folgenden aufgelistet. Zum besseren Verständnis sind hierzu an einigen Stellen Fallbeispiele angeführt. Die Testsituation wird beschrieben, dann folgt eine kurze Erläuterung, um diese besser einordnen und verstehen zu können und anschließend werden Handlungsmöglichkeiten angeführt, wie man solche Situationen handhaben kann. Dabei handelt es sich nur um Vorschläge, die eine Vorstellung über die mögliche Interaktion zwischen Diagnostiker und Patient vermitteln sollen, natürlich sind auch andere Herangehensweisen möglich.

a. Eltern wollen bei der Testung dabei sein

Die 7-jährige Pia stellt sich mit ihrer Mutter in einer kinder- und jugendpsychiatrischen Ambulanz vor. Sie leide sehr häufig unter Bauch- und Kopfschmerzen, die es ihr kaum möglich machen, die Schule zu besuchen. Auch ihre zwei Freundinnen sehe sie aufgrund dessen nur noch selten. Im Erstgespräch übernimmt hauptsächlich die Mutter das Reden, der Vater ist abwesend. Pia ist sehr still, klammert sich an ihre Mutter und schaut ängstlich zur Therapeutin, wenn sie angesprochen wird. Sie äußert sich, wenn überhaupt, einsilbig und nur, wenn Pias Mutter von der Therapeutin angehalten wird, ihre Tochter antworten zu lassen. Pia blickt dann zu ihrer Mutter, als müsse sie sich rückversichern, dass sie sich äußern kann und darf, ohne dass ihr etwas passiert. Die Spielangebote im Therapiezimmer nimmt Pia kaum wahr, möchte sie auch bei freundlicher Einladung dazu nicht nutzen. Mit

Pia und ihrer Mutter wird am Ende des Termins vereinbart, eine psychologische Testung durchzuführen. Die Mutter stimmt sofort dankbar zu, möchte sie doch, dass Pia Hilfe bekommt.
Als beide eine Woche später zum Testtermin erneut im Wartezimmer sitzen, bemerkt die Therapeutin sofort Pias Ängstlichkeit und Unsicherheit, als sie sie dort abholen möchte. Pia sitzt auf dem Schoß der Mutter und hält sich an ihren Armen fest, die eng um sie geschlungen sind. Die Therapeutin geht auf sie zu und begrüßt beide freundlich, bevor sie sich zu Pia beugt und sie auf ihren Termin anspricht. Pia rutscht sofort enger an ihre Mutter, als sie aufgefordert wird, mit der Therapeutin in das Behandlungszimmer zu kommen. Jetzt scheint auch die Mutter nervös und unruhig zu werden, da sie spürt, dass Pia Angst hat und sich nicht lösen will. Um die Situation zu entspannen, schlägt die Mutter vor, Pia zur Testung zu begleiten. Die Therapeutin ist darauf gar nicht vorbereitet und hätte gerne den Termin alleine mit Pia. Als sie die Mutter darauf hinweist, reagiert diese mit Unverständnis. Man sehe doch, dass Pia nicht alleine mitkommen wolle, was sei denn so schlimm daran, wenn sie sie begleite? Die Therapeutin gibt schließlich nach und willigt ein, dass die Mutter während der Diagnostik anwesend sein kann, auch wenn sie sich das anders vorgestellt hatte. Obwohl die Mutter darauf hingewiesen wird, sich abseits zu setzen und nur beobachtend teilzunehmen, ist ihre Anwesenheit schon nach kurzer Zeit störend. Bei einigen Fragen der Therapeutin schaut Pia bevor sie antwortet zur Mutter, die mit veränderter Mimik oder Gestik reagiert – sie hebt auffordernd die Hand, nickt ihr zu, wendet den Blick ab oder lächelt. Für die Therapeutin sind einige dieser Gesten schwer zu deuten, für Pia scheinen sie jedoch vertraut und sie reagiert darauf. Nach einem langen und zähen Termin, verabschiedet die Therapeutin Pia und ihre Mutter und bleibt mit dem Gefühl zurück, dass sie wenig über Pias Erleben und Empfinden erfahren hat, aber viel über die Mutter-Kind-Dynamik.

Wenn ein Elternteil das Kind zur Testung begleiten möchte, kann dies verschiedene Gründe haben. Im oben angeführten Fallbeispiel ist die enge, fast schon symbiotische Beziehung zwischen Mutter und Tochter sowie die Angstsymptomatik der Tochter maßgeblich dafür. Die Tochter möchte sich nicht von der Mutter trennen, wirkt ängstlich und unsicher, aber auch die Mutter kann sich kaum von der Tochter lösen, hält sie auf ihrem Schoß fest. Sie nimmt die Ängstlichkeit wahr und reagiert darauf, indem sie ihre Tochter beschützen will und ihr Vieles abnimmt, vor allem Unangenehmes. So antwortet sie auch stellvertretend für ihre Tochter auf die Fragen der Therapeutin. Die Tochter zieht sich ganz zurück, versteckt sich gewissermaßen und fühlt sich in dem Gefühl bestärkt, ihre Mutter so sehr zu brauchen, nicht ohne sie sein zu können. Sie gibt ihr Sicherheit und steht ihr bei.

Dies führt jedoch auch dazu, dass die Symptomatik aufrechterhalten wird. Ängste vor neuen Situationen, vor allem, was fremd ist, davor alleine zu sein, scheinen bei der Tochter Bauchschmerzen auszulösen und dazu zu führen, dass ihre Mutter ihr über die Maßen beisteht und Pia sich unangenehmen Situationen nicht stellen muss. Zudem bekommt sie extra Zuwendung durch die Mutter, die sich um sie sorgt. Für die Tochter besteht daher sogar ein doppelter Krankheitsgewinn (Unangenehmes vermeiden können und mehr Zuwendung). Der Vorschlag, ihre Tochter zur Testung zu begleiten, zeigt die Dynamik zwischen Mutter und Tochter auf und gibt einen Hinweis auf aufrechterhaltende Faktoren des Störungsbildes.
Außer bei sehr trennungsängstlichen Kindern, gibt es noch andere Situationen, in denen Eltern den Wunsch äußern, ihre Kinder (auch wenn sie schon Jugendliche sind) zur Testung begleiten zu wollen. Wenn Eltern sehr kontrollierend sind und ihren Kindern wenig Freiheiten zugestehen, kann es vorkommen, dass sie auch die Testsituation „kontrollieren" wollen. Sie möchten genau wissen, was gemacht wird und wie sich ihr Kind verhält. Im schlechtesten Fall sitzt ein solcher Elternteil während der Testung im Behandlungszimmer und kommentiert das Verhalten des Kindes oder die Aufgaben selbst. „Jetzt stell' dich nicht so an, das weißt du doch!" (im Intelligenztest), „Warum hast du mich als Elefant gezeichnet?" (Familie in Tieren), „Was sollen denn diese Fragen? Mein Sohn hat so was nicht!" (Symptomfragebögen). Vor dem Diagnostiker sitzt dann ein gehemmter, unsicherer Patient, der zunehmend unter Druck gerät, die Aufgaben zu erfüllen, aber auch die Erwartungen des Elternteils. Verwertbare Testergebnisse werden kaum zustande kommen.

Manchmal sind Eltern auch sehr misstrauisch dem Behandler gegenüber, weil sie nicht wissen, was er vorhat und ob er sie durchschauen wird. Oder sie trauen ihrem Kind nicht. Was wird es erzählen, wenn es alleine mit dem Behandler ist? Verrät es „Familiengeheimnisse?" Um das Steuern zu können, drängen sich diese Eltern ebenfalls auf, ihr Kind zur Testung zu begleiten.

Egal, aus welchem Grund Eltern oder eine andere Bezugsperson an den Diagnostikterminen teilnehmen wollen, sollten diese alleine dem Kind oder Jugendlichen vorbehalten bleiben. Sie sollten dort Raum haben, sich zu zeigen und zu öffnen, ohne beobachtende oder wertende Blicke der Eltern in ihrem Rücken zu spüren. Manchmal wollen auch gerade Jugendliche nicht, dass ihre Eltern bestimmte Dinge über sie erfahren, aus Angst vor Konsequenzen, Schamgefühl, dem Wunsch nach Autonomie. Darunter fallen u. a. Angaben zu Drogenkonsum, selbstverletzendem Verhalten, ersten sexuellen Aktivitäten oder bestimmte Symptome wie das Gefühl, im „falschen Körper" zu sein. Mit dem Jugendlichen muss dann gut besprochen und abgewogen werden, was davon den Eltern im Rahmen der

Diagnostikvorstellung mitgeteilt werden sollte und was zunächst einmal zwischen Therapeut und Jugendlichem bleiben kann.
Kinder und Jugendliche sprechen zudem Konflikte und ihre Gefühle den Eltern gegenüber offener und freier an, wenn diese nicht anwesend sind.
Generell sollten projektive Testverfahren, Fragebögen und vor allem eine Leistungstestung ohne Anwesende erfolgen, da das Verhalten der Testperson und die Ergebnisse sehr stark beeinflusst werden können. Kommt der Wunsch oder die Bitte der Eltern auf, mit ins Behandlungszimmer zu kommen, dann kann klar und konsequent darauf hingewiesen werden, die Testung alleine mit dem betroffenen Kind oder Jugendlichen durchführen zu wollen. Man kann darauf verweisen, dass man dies ausschließlich so handhabt, aber gerne Fragen zu den angewandten Verfahren, dem Diagnostikprozess oder auch den Ergebnissen in einem extra Termin beantworten wird.
In ganz wenigen Fällen, bei extrem ängstlichen oder auch sehr unsicher gebundenen Patienten, kann eine Trennung von der Bezugsperson im Wartezimmer schwierig sein. Dann ist zu überlegen, ob zunächst ein gemeinsamer Spieltermin mit dem Diagnostiker, Mutter und Kind stattfindet. So gewinnt man weitere Eindrücke über das Kontaktverhalten des Kindes, die Beziehung zwischen Mutter und Kind, aber auch über den Umgang mit Frustrationen, mit Erfolgen, dem Einhalten von Regeln, usw. Wenn der Diagnostiker und der Behandlungsraum dem Kind besser bekannt sind, fällt es ihm vermutlich im nächsten Termin leichter, alleine mitzukommen. Ebenso fällt es der Mutter leichter, sich zu trennen, wenn sie ein Gefühl davon hat, was hinter verschlossener Tür passiert. Man kann im nächsten Schritt vereinbaren, dass die Mutter im Wartezimmer wartet und nach der Hälfte des Termins nach ihr geschaut wird. Das kann dem Kind zusätzlich Sicherheit geben. Oft ist dies dann auch gar nicht mehr nötig.
Bei sehr kleinen Kindern und Kindern mit schweren körperlichen Erkrankungen oder geistiger Behinderung kann es sinnvoll sein, eine Bezugsperson zu den Terminen zuzulassen. Diese Kinder reagieren auf für sie fremde Personen meist ängstlicher und eine ihnen vertraute Person kann eine Unterstützung sein, so dass eine Testung überhaupt erst möglich ist. Dann sollte im Vorfeld die Rolle der Bezugsperson kurz besprochen werden – sie kann nur anwesend sein und Sicherheit vermitteln oder aktiv das Kind ermutigen und loben.

b. Verweigerungshaltung von Kindern und Jugendlichen

Die 15-jährige Stella wird in der Kinder- und Jugendpsychiatrie im geschlossenen Bereich aufgenommen. Sie ist nicht freiwillig auf Station, sondern aufgrund eines Gutachtens. Dieses sagt aus, dass bei Stella eine schwere depressive Störung vorliege mit nicht auszuschließender Selbstgefährdung und sie nicht krankheitseinsichtig sei, was eine Behandlung auch gegen ihren Willen notwendig mache. Die Symptomatik stelle zudem bei Nicht-Behandlung eine Bedrohung für Stellas weitere Entwicklung dar. Aufgrund dessen wurde vom zuständigen Familiengericht eine geschlossene Unterbringung befürwortet.

Zur Vorgeschichte: Da Stella seit einigen Monaten nur unregelmäßig die Schule besucht und sich kaum noch mit ihren Freundinnen trifft, sind ihre Eltern besorgt. Ihnen ist zudem aufgefallen, dass sich Stellas Stimmung verändert hat. Sie wirkt nachdenklich und traurig, teilt sich aber nicht den Eltern mit. Stattdessen chattet sie im Internet mit neuen Freunden. Die Eltern vermuten einen schlechten Einfluss auf Stella und überprüfen die Internetseiten, die sie besucht. Dort entdecken sie, dass ihr u. a. nahe gelegt wird, sich selbst zu verletzen, wenn sie angespannt ist. Stella trägt nur noch langärmelige Shirts, was für die Eltern ein Indiz dafür ist, dass sie dies bereits tut. Stellas Eltern haben mehrfach versucht, mit ihr zu sprechen und aus lauter Hilflosigkeit hinter ihrem Rücken ihr Zimmer durchsucht. Dort haben sie eine Kiste mit Rasierklingen und Tabletten gefunden. Bei Konfrontation damit, explodiert Stella aus Wut darüber, dass ihre Privatsphäre verletzt wurde und verlässt Türen knallend die Wohnung. Weil sie Stella nicht erreichen können, haben die Eltern einen Termin bei einem Psychotherapeuten für sie vereinbart. Stella ist außer sich, als sie dies erfährt und weigert sich, dort hin zu gehen. Die Eltern nehmen den Termin alleine wahr und schildern die dramatische Entwicklung zu Hause mit der Suizidgefährdung ihrer Tochter. Da der Therapeut, ohne Stella zu sehen, keine Einschätzung geben kann, aber aufgrund der Schilderung der Eltern beunruhigt ist, empfiehlt er, dass die Eltern beim Familiengericht eine geschlossene Unterbringung für Stella beantragen. Dann werde von einem Gutachter geprüft, ob eine Notwendigkeit für eine Behandlung auch gegen Stellas Willen bestehe.

Als der Gutachter bei der Familie zu Hause erscheint, wird Stella ärgerlich, weil man ihr nichts davon mitgeteilt hat. Sie verweigert das Gespräch. Bei einem zweiten Termin beantwortet sie nur einsilbig die Fragen und betont wiederholt, dass sie keine Hilfe brauche, sondern ihre Eltern. Der Gutachter erlebt Stella als sehr gedrückt in ihrer Grundstimmung, aggressiv abwehrend und nicht erreichbar und kommt aufgrund des gewonnen Eindrucks zu dem Schluss, dass sie dringend eine psychotherapeutische Behandlung benötigt.

Stella sitzt nun gegen ihren Willen auf Station fest und ist entsprechend wütend. Als der erste Termin mit der Stationspsychologin ansteht, kommt sie widerwillig mit in ihr Büro. Die Stationspsychologin hat den Auftrag, eine Testung durchzuführen, um das Ausmaß der Symptomatik einzuschätzen, eine Diagnose zu stellen und Behandlungsempfehlungen auszusprechen. Schnell wird klar, dass Stella sich nicht darauf einlassen wird. Die Diagnostik könne sich die Psychologin sonst wohin stecken. Sie habe schon mal mit einem Psychologen gesprochen und deshalb sitze sie jetzt hier. Was bilden sich Psychologen überhaupt ein? Als ob die alles wüssten! Den Fehler mache sie nicht noch einmal, überhaupt mit so jemandem zu reden. Sie wird die bescheuerten Fragebögen nicht ausfüllen. Man solle sie einfach in Ruhe und wieder nach Hause lassen.

Es gibt unterschiedliche Gründe, weshalb Kinder und Jugendliche die Mitarbeit verweigern. Immer mal wieder trifft man auf Kinder und Jugendliche, die früher oder direkt im Vorfeld schon einmal bei einem Psychologen oder Therapeuten vorstellig waren. Die Art und Weise, wie sie sich dort aufgehoben und unterstützt gefühlt haben, prägt dann mitunter die Gestaltung des Kontaktes zu einem anderen Therapeuten. Wurden gute Erfahrungen gesammelt, lässt man sich bereitwilliger ein und nimmt ein erneutes Hilfsangebot gerne an. Wenn Erwartungen enttäuscht wurden oder man sich missverstanden gefühlt hat, sinkt die Wahrscheinlichkeit, überhaupt noch mal einen Therapeuten aufzusuchen.

Nun ist es im Kinder- und Jugendlichenbereich auch oftmals so, dass extern auf eine Vorstellung gedrängt wird und die Motivation hierfür nicht unbedingt von den Betroffenen selbst kommt. Neben den Eltern, können auch Kindergärten, Schulen oder Jugendämter zu einer psychologischen Testung anraten und entsprechend Konsequenzen ankündigen, wenn diese nicht stattfindet. Dadurch wird ein hoher Druck erzeugt, dem einige mit Widerstand begegnen, vor allem Jugendliche, die nach Autonomie streben und selbstbestimmt sein wollen.

Im oben angeführten Beispiel scheint es Stella sowieso schwer zu fallen, sich anderen anzuvertrauen und über ihre Probleme zu sprechen. Hinzu kommt das Gefühl, von ihren Eltern hintergangen worden zu sein und die negative Erfahrung mit dem Gutachter, von dem sie sich nicht richtig wahrgenommen fühlt. Zudem ist sie gegen ihren Willen in der Psychiatrie eingesperrt. Aus all diesen Gründen verweigert sie die Diagnostik. Das ist erst einmal unabhängig ihres Gegenübers – egal ob Mann oder Frau, jung oder alt, erfahren oder Anfänger. Sie ist ärgerlich und wütend, was aus ihrer Sicht absolut nachvollziehbar ist. Ihre schlechte Erfahrung generalisiert sie auf die gesamte Berufsgruppe der Psychologen. Wie kann sich jemand anmaßen, nach einem so kurzen Kontakt eine Einschätzung über sie abzugeben, die solche Konsequenzen nach sich zieht? Stella fühlt sich nicht ernst genommen und nicht gesehen.

Um Jugendliche mit solchen Erfahrungen zu einer Diagnostik zu motivieren, ist es wichtig, die Verweigerungshaltung und abwertende Äußerungen nicht auf sich persönlich zu beziehen. Das ist unter Umständen gar nicht so leicht, weil das Auftreten und die Äußerungen der Jugendlichen Ärger aufkommen lassen können. Man fühlt sich selbst mitunter falsch eingeschätzt, weil man sich doch Zeit

nehmen möchte, die Jugendliche kennen zu lernen und keine voreiligen Empfehlungen ausspricht. Auch verteidigt man den Berufsstand der Psychologen, man hat schließlich studiert und eine Therapeutenausbildung begonnen. Als ob das nichts wäre! Wie kann die Jugendliche überhaupt so abwertend reden?
Drohungen und Druck im Sinne von „Wenn du aber nicht mitarbeitest, kommst du hier auch nicht mehr raus!" verstärken die Verweigerungshaltung und bestätigen den Jugendlichen darin, dass Therapeuten „echt bescheuert" sind. Ebenso bringen auch falsche Versprechungen nicht viel. „Nur wenn du mitarbeitest, kannst du entlassen werden." Dadurch lässt sich evtl. eine Kooperationsbereitschaft (auf fraglicher Basis) herstellen, aber in den meisten Fällen ist eine Entlassung nicht an den Abschluss der Diagnostik geknüpft, sondern abhängig von der Symptomatik. Wenn man eine Entlassung versprochen hat, dann aber nach der Diagnostik eine anders geartete Empfehlung ausspricht, hat man das Vertrauen der Jugendlichen verloren und für den nächsten, der mit ihr zusammen arbeiten soll, wird die Hürde noch größer, eine therapeutische Beziehung herzustellen.
Was kann man stattdessen tun? Zunächst einmal sollte man ehrliches Verständnis für die Situation des Jugendlichen zeigen. Das Gefühl, gegen seinen Willen eingesperrt zu sein, andere, die über einen entscheiden, Wut auf die Eltern, die einen so hintergangen haben und die Ungewissheit darüber, wie es weiter geht, führen zu Verzweiflung und Hilflosigkeit. Noch dazu leiden die Jugendlichen unter emotionalen Problemen, haben Sorgen und Ängste, die ja erst dazu geführt haben, dass sie in die Klinik gekommen sind. Wenn man als Psychologe oder Therapeut zum Ausdruck bringt, wie es einem selbst in dieser Situation gehen würde und dass das Verhalten und die Haltung absolut nachvollziehbar sind, gibt man dem Jugendlichen das Gefühl, Verständnis für ihn und seine Haltung zu haben.
Im nächsten Schritt kann die eigene Situation kurz dargestellt werden. Man sitzt einem unbekannten Jugendlichen gegenüber, um den sich seine Eltern oder auch Freunde große Sorgen machen und soll eine Einschätzung abgeben, was eigentlich los ist und wie es weiter gehen kann. Der Jugendliche selbst sieht dazu keine Notwendigkeit oder verweigert die Mitarbeit. Wie kann eine Lösung hierfür gefunden werden? Befragt man dazu den Jugendlichen, gibt ihm das das Gefühl, dass man ihn ernst nimmt und nicht über seinen Kopf hinweg Entscheidungen trifft. Es nimmt zudem Ärger und Wut, anstatt neuen aufzubauen und appelliert an den Jugendlichen, aktiv seine Situation mit zu verändern. Dadurch nehmen auch die Hilflosigkeit und das Gefühl des Ausgeliefertseins bei dem Jugendlichen ab. Wenn der Jugendliche keinen Vorschlag hat, kann man den Termin beenden und zeitnah einen neuen Termin vereinbaren mit der Bitte an den Jugendlichen, zu überlegen, wie sich die Situation lösen lässt. Dieser soll sich bis dahin Gedanken machen:

Worauf kann er sich einlassen, was kommt für ihn nicht in Frage, wie kann eine Zusammenarbeit aussehen?
Vielleicht erklärt er sich bereit, Fragebögen zu beantworten, aber lehnt weiterhin ein Gespräch ab. Dann sollte angesprochen werden, dass dies nur sinnvoll ist, wenn der Jugendliche diese ehrlich beantwortet und nicht aus Prinzip alle Problembereiche und Symptome verneint – falls nicht, kann sich der Jugendliche die Zeit zur Bearbeitung und der Therapeut die Zeit zum Auswerten sparen.
Im Idealfall entscheidet sich der Jugendliche dafür, doch mal genauer hinzuschauen, warum er sich immer so traurig fühlt, solche Wut spürt, nachts nicht schlafen kann oder lebensmüde Gedanken hat, wenn er das Gefühl hat, seine Situation mitgestalten zu können. Vielleicht müssen auch ein paar Zugeständnisse gemacht und auf einen Teil der geplanten Diagnostik verzichtet werden. Es ist auf jeden Fall wichtig, dass man offen mit dem Jugendlichen spricht und ihm auch sagt, dass man, ohne ihn zu kennen und zu wissen, was ihn beschäftigt und belastet, nicht sagen kann, wie eine Empfehlung nach der Diagnostik ausfallen wird. Vielleicht sieht man eine stationäre Behandlung als unnötig an, vielleicht wird man auch der Einschätzung des Gutachters zustimmen. Wenn mit offenen Karten gespielt wird, wird betont, dass eine fachliche Empfehlung abgegeben wird, die weder eine Strafe für schlechte noch eine Belohnung für gute Mitarbeit sein wird.
Jugendliche, die ambulant zur Testung kommen bzw. geschickt werden und sich verweigern, kann man ebenfalls in den meisten Fällen gut erreichen, wenn man sie ernst nimmt und ihrem Alter entsprechend einbezieht. Bei vielen bestehen Ängste, welche Ergebnisse die Testung liefert und wie die Eltern reagieren werden. Dann kann es sinnvoll sein, die Testergebnisse zunächst nur mit dem Jugendlichen zu besprechen und danach erst mit den Eltern. Es kann auch gemeinsam überlegt werden, was davon wie dargestellt wird.
Kinder kann man einfacher zur Mitarbeit motivieren, wenn dies auf einer spielerischen Ebene geschieht – durch malen, spielen, ansprechenden Testmaterialien. Dann überwiegen Neugier und Interesse gegenüber dem Widerstand. Im nächsten Schritt lassen sich Kinder eher auf Fragebögen oder Intelligenztests ein. Auch ein Wechsel zwischen den Verfahren kann die Kooperationsbereitschaft erhöhen. Noch ein Fragebogen und noch einer und noch einer kann sehr ermüdend sein. Eine Pause, eine Spielsequenz oder ein projektives Verfahren dazwischen, gestaltet die Testung für das Kind interessanter.
Natürlich kann eine Verweigerungshaltung auch Ausdruck der vorliegenden Störung sein, z. B. einer Störung des Sozialverhaltens. Dann ist es schwieriger, denjenigen zur Mitarbeit zu überzeugen. In den Fällen, in denen dies nicht gelingt, sollten das Verhalten und die Interaktion gut dokumentiert und beim Vergeben einer Diagnose (wenn dies dann überhaupt möglich ist) herangezogen werden.

c. Bedingungen, unter denen keine Diagnostik durchgeführt werden sollte

Es gibt Situationen, in denen aufgrund des aktuellen Zustandes des Kindes oder Jugendlichen keine Testung durchgeführt werden sollte.
Das sind vor allem Krisensituationen. Hier gilt es zunächst, den Betroffenen zu stabilisieren. Das kann mit Hilfe von Gesprächen erreicht werden, Methoden zur Anspannungsreduktion oder durch Medikation. Im stationären Bereich tritt dies häufiger auf als ambulant. Erscheint jedoch ein Jugendlicher völlig verzweifelt und womöglich suizidal zum ambulanten Testtermin, erfolgt auch hier zunächst ein Krisenmanagement und keine Diagnostik. Im Ernstfall muss über eine akute Einweisung in die Klinik gesprochen werden.
Zu Krisensituationen zählen Suizidalität, schwere depressive Episoden, Psychosen, dissoziative Zustände, aktuelle Selbstverletzungen (dann zunächst Wundversorgung), aber auch extremes Untergewicht bei Anorexie-Patienten, das sich auf Konzentration, Wahrnehmung und Erleben der Patienten auswirkt. Die Behandlung einer Anorexie ist langwierig, eine Diagnose kann ohne große Diagnostik gestellt werden und nach Erreichen eines stabilen Körpergewichts kann eine Testung durchgeführt werden.

d. „Ich weiß nicht" und sozial erwünschte Antworten

Der 12-jährige Sebastian gibt im Gespräch wenig Auskunft über seine Symptomatik. Seine Mutter hat im Erstgespräch über einen Leistungsabfall in der Schule berichtet, ebenso habe er sich zu Hause vermehrt in sein Zimmer zurückgezogen, sei immer ruhiger geworden. Er habe nur wenige Freunde und die treffe er sehr selten. Der Therapeut erhofft sich anhand von Fragebögen einen besseren Eindruck der vorliegenden Symptomatik zu bekommen. Sowohl bei einem Breitbandverfahren, das verschiedene Störungsbilder erfasst, als auch bei einem Persönlichkeitsfragebogen kann Sebastian kaum Auskunft über sich geben. Bei den meisten Fragen zuckt er mit den Schultern oder antwortet mit „Ich weiß nicht." und „Mal so, mal so." wodurch keine Einordnung der Antworten möglich ist. Sebastian wirkt dabei bemüht, aber sehr verunsichert, als wolle er keinen Fehler machen. Der Therapeut versucht Sebastian zu helfen, indem er unterschiedliche Beispiele aufzählt, wie man sich in verschiedenen Situationen fühlen oder verhalten kann. Er erhofft sich, dass Sebastian dadurch eine bessere Vorstellung bekommt, auf was die Fragen abzielen und dann für sich eine Einschätzung treffen kann. Dies gelingt zum Teil, jedoch bleibt Sebastian weiterhin bei den meisten Fragen unsicher und kann sich nicht festlegen. Der Therapeut ist entmutigt und ratlos und überlegt, ob es überhaupt sinnvoll ist, weitere Fragebogenverfahren einzusetzen und wie er zu seinen Ergebnissen kommen kann.

„Ich weiß nicht"-Antworten kommen sehr häufig vor und können verschiedene Gründe haben. Zunächst einmal sollte geklärt werden, ob die Frage richtig verstanden wurde. Hierzu kann man die Testperson ermutigen, Unklarheiten anzusprechen. Manchmal traut sich ein Kind nicht, zuzugeben, dass es einen Begriff nicht kennt und antwortet dann mit „keine Ahnung". Dann kann man das Kind bitten, die Frage mit eigenen Worten zu erklären oder ein Beispiel zu benennen. Es kann zudem helfen, wenn man dem Kind gegenüber erwähnt, dass manchmal schwierige Begriffe auftauchen, weil der Fragebogen auch für ältere Kinder gemacht ist.

Wenn es keine Verständnisschwierigkeiten gibt, können „ich weiß nicht"-Antworten auf eine geringe Kooperationsbereitschaft der Testperson hinweisen. Dies lässt sich meist an einer abwehrenden Körperhaltung, an Sprache (Betonung, Ausdrucksweise) oder dem Verhalten gegenüber dem Testleiter ablesen. Dann sollte der Grund dafür ermittelt werden. Befürchtet die Testperson Konsequenzen bei bestimmten Ergebnissen? Handelt es sich um eine Trotzreaktion, da man von Eltern oder Lehrern zur Diagnostik gedrängt wurde? Misstraut man dem Therapeuten evtl. aufgrund schlechter Vorerfahrungen?

Wenn der Grund ausgemacht werden kann, geht es darum den Auftrag neu zu klären oder einen Kompromiss zu finden. Worauf kann sich die Testperson unter den gegebenen Umständen einlassen? Vielleicht braucht sie noch etwas mehr Zeit zum Ankommen und Kennenlernen.

„Ich weiß nicht" kann auch ein Ausdruck dafür sein, dass ein Kind oder Jugendlicher es wirklich nicht beantworten kann, weil er kein Gefühl zu der Frage hat, sich nicht erinnern kann oder wirklich kein Wissen darüber besitzt. Dies kann dadurch bedingt sein, dass Erleben abgewehrt wird, dass Kinder fremdbestimmt aufwachsen und nicht für sich selbst sprechen oder entscheiden können oder eine schwere Störung vorliegt, die Erinnerung und Erleben beeinflusst. In diesen Fällen kann das Erheben einer umfassenden Anamnese oder Einholen von Fremdinformationen (Bezugspersonen oder Lehrer) hilfreich sein. Das Kind oder der Jugendliche sollte auf keinen Fall überfordert werden, dadurch dass vehement auf Antworten gedrängt wird.

Bei fehlender Kooperationsbereitschaft, Misstrauen gegenüber dem Therapeuten oder Sorgen vor einem auffälligen Ergebnisprofil findet man auch häufig sozial erwünschte Antworten. Dabei wird sozial erwünschtes Verhalten bejaht und abweichendes verneint. Tritt dies auf, kann man nachfragen, ob es wirklich noch nie vorgekommen ist, dass man mal neidisch auf jemanden war, der ein schönes Spielzeug hatte oder eine bessere Note geschrieben hat und ob man nicht doch irgendwann einmal ein kleines bisschen geflunkert hat. Im Gespräch berichten Kinder und Jugendliche öfter von solchen Situationen. Manchmal wollen sie aus ihrer Sicht nicht richtiges Verhalten jedoch nicht „schwarz auf weiß“ angeben. Oder sie wollen dem Therapeuten und den Eltern, die ja die Ergebnisse vorgestellt bekommen, gefallen und keine negativen Gefühle oder Verhaltensweisen zugeben.

Es ist zudem zu beachten, dass ängstliche Kinder zu sozial erwünschten Antworten neigen und dies somit auch ein Hinweis auf dieses Störungsbild sein kann.

Im oben angeführten Beispiel scheint es zunächst nicht sinnvoll, weitere Fragebögen einzusetzen. Wichtig ist, welchen Eindruck der Therapeut von Sebastian gewonnen hat. Er kann direkt ansprechen, dass er Sebastian als verunsichert erlebt und er das Gefühl hat, er wolle nichts „falsch“ machen. Dies sollte sehr vorsichtig geschehen und mit Verständnis für die Situation des Jungen, der bemüht ist, aber vielleicht auch besorgt vor den Ergebnissen oder zu aufgeregt um sich auf die Verfahren einlassen und konzentrieren zu können. Durch das Ansprechen kann sich die Spannung bei Sebastian lösen.

Eine weitere Möglichkeit wäre, eine andere Art von Verfahren einzusetzen. So können projektive Verfahren unsichere Kinder einladen, etwas darzustellen oder auszudrücken, weil sie hierbei nicht so stark das Gefühl haben, dass sie etwas „falsch“ machen können. Es müssen keine Erlebens- oder Verhaltensweisen erinnert oder anhand von Häufigkeitsangaben beurteilt werden. Kinder und Jugendliche werden nicht aufgefordert, eine Entscheidung zu treffen und sich festzulegen. Sie können darstellen, was ihnen spontan einfällt. Man kann Sebastian seine Familie als Tiere zeichnen lassen oder ihn auffordern im Kinder-Apperzeptionstest Geschichten zu Bildkarten zu erzählen. Der Schweinchen-Schwarzfuß-Test (Corman, 2013) kann ebenso zum Einsatz kommen. Hierbei werden der Testperson Bildkarten mit Schweinchen vorgelegt, zu denen Geschichten erzählt werden sollen. Im Anschluss werden die Lieblingsbilder ausgewählt und in eine Rangfolge gebracht. Die Testperson wird zudem befragt, mit wem auf dem Bild, sie sich identifizieren kann. Da auf den Bildern Konfliktsituationen dargestellt werden, kann man auf diesem Weg z. B. etwas über die Abwehrmechanismen der Testperson erfahren. Mit projektiven Verfahren kann es gelingen, einen Eindruck von Sebastians Erleben, Konfliktthemen und Verhaltensmotiven zu bekommen.

Sebastian kann sich eventuell auch gut auf eine Leistungstestung einlassen. Dabei ist die Aufgabenstellung klar und damit auch, was von ihm erwartet wird. Dies kann Hinweise darauf liefern, ob er in der Schule über- oder unterfordert ist.

Fremdinformationen durch die Mutter und den Vater runden dann das Bild ab und ermöglichen eine Diagnosestellung.

e. Kriterien für den Abbruch der Testung

Schon im Wartezimmer hört die Therapeutin den 9-jährigen Emil quengeln und nörgeln. Er wirkt unzufrieden, möchte nach Hause und zerrt am Arm seiner Mutter. Diese redet leise auf ihn ein und versucht ihn dazu zu bewegen, sich wieder hinzusetzen. Sie erinnert ihn daran, ihr versprochen zu haben, dass er mitkomme und sich Mühe gebe. Als die Therapeutin Emil begrüßt, folgt er ihr widerwillig ins Behandlungszimmer. Dort geht er zu einem Regal, auf dem verschiedene Spielzeugautos, Puppen, Bücher und Regelspiele stehen. Die Therapeutin bittet ihn, sich an den Tisch zu setzen. Sie hat für den heutigen Termin eine Intelligenztestung angesetzt. Emil hat keine Lust dazu und beginnt mit den Autos zu spielen. Auch weiteres Zureden hilft nicht. Emil wird nur unruhiger und wütend. Er habe keine Lust auf die doofen Rätsel. Als die Therapeutin nicht locker lässt, erklärt sich Emil bereit, sich die Aufgaben mal anzuschauen und die Therapeutin kann sogar zwei Untertests mit dem widerwilligen Emil durchführen. Dann hat Emil erneut keine Lust, verweigert die Mitarbeit und geht zurück zu den Autos, mit denen er weiter spielt. Die Therapeutin und ihre Aufforderungen ignoriert er. Sie fühlt sich hilflos, will aber den Test unbedingt beenden. Sie erklärt ihm, dass die Testung notwendig sei um herauszufinden, warum er solche Schwierigkeiten in der Schule habe. Wenn im Anschluss noch Zeit sei, könnten sie gemeinsam etwas spielen, aber zuerst müsse er mitarbeiten. Emil weigert sich weiterhin und wird ärgerlich und auch die Therapeutin gibt nicht nach, bis sich Emil weinend und schreiend auf den Boden wirft. Dann ist der Termin vorbei und Emil und die Therapeutin gehen frustriert, genervt und ärgerlich auseinander.

Das beschriebene Beispiel zeigt eindrücklich, wie sich eine Testsituation zuspitzen kann, wenn sowohl Kind als auch Therapeutin unter Druck stehen. Die Gründe für Emils Verweigerungshaltung können vielfältig sein. Anstatt dass die Therapeutin versucht, zunächst dies herauszufinden, besteht sie auf die Durchführung der Testung. Emil könnte Ängste in Bezug auf die Testung und das Ergebnis haben. Angst zu versagen, jemanden zu enttäuschen, sich in seinem Minderwertigkeitserleben bestärkt fühlen. Sein Widerstand könnte auch in trotzigem, oppositionellem Verhalten begründet sein.

Der Druck der Therapeutin entsteht durch enge zeitliche Ressourcen, geforderte Ergebnisse durch die Familie, Schule, ihren Chef oder durch mangelnde Flexibilität um auf die Bedürfnisse des Kindes einzugehen.
Durch das Beharren auf eine Durchführung der Intelligenztestung lädt sich die Situation zunächst noch mehr auf. Emil fühlt sich immer stärker unter Druck gesetzt und reagiert mit größerem Widerstand. Dass es der Therapeutin letztendlich gelungen ist, ihn zu wenigstens zwei Aufgaben zu bewegen, ist bei näherem Betrachten, auch kein Gewinn. Die zwei Untertests wurden unter Druck von außen und nach einer emotional aufgeheizten Situation durchgeführt. Ob Emil unter diesen Umständen sein Potenzial ausschöpfen konnte, ist fraglich. Zudem bleibt bei Emil in Erinnerung, dass die Therapeutin ihn gezwungen und bedrängt hat. Emil wird sehr wahrscheinlich – wenn überhaupt – mit großem Widerstand zum nächsten Termin kommen. Auch bei der Therapeutin könnten sich vor dem nächsten Termin Unmut und Widerwille einstellen, weil auch sie das „Theater" mit Emil vor Augen hat.
In der geschilderten Situation wäre es ratsamer gewesen, die Testung abzubrechen und sich mit Emil auf sein Spiel einzulassen. Das Spiel kann diagnostisch wertvolle Hinweise liefern und dabei kann versucht werden, herauszufinden, warum Emil die Testung ablehnt. Gibt es klare Gründe auf seiner Seite können diese evtl. besprochen und die Testung nachgeholt werden. Zudem kann auf andere diagnostische Verfahren ausgewichen werden, wenn eine Intelligenzmessung gerade nicht möglich ist. Emil kann sich auf projektive Testverfahren oder Fragebögen zunächst vielleicht besser einlassen. Im Befund wird dann genau dokumentiert, warum eine Testung zum jetzigen Zeitpunkt nicht möglich ist und wie dies im Zusammenhang zur Symptomatik steht.
Neben einer massiven Verweigerungshaltung oder Trotz, gibt es weitere Umstände, die zum Abbruch einer Testung führen können oder sogar müssen.
Manchmal fällt erst während der Testung auf, dass das Kind oder der Jugendliche massive Verständnisprobleme hat. Wenn jedes zweite Wort eines Fragebogens erklärt werden muss oder Instruktionen zu Aufgaben mehrfach wiederholt und erläutert werden müssen, ist es sinnvoll, das Verfahren abzubrechen. Dann wird im Befund dokumentiert, was die Gründe für den Testabbruch waren. Evtl. steht für den Altersbereich ein „leichteres" Testverfahren zur Verfügung – eines mit einfachen Formulierungen, weniger anspruchsvollen Aufgaben oder einer Normierung im unteren Leistungsbereich.
Selten passiert es auch, dass die Stimmung des zu testenden Kindes oder Jugendlichen kippt, er abwesend wirkt, dissoziiert oder so massiv unter Anspannung gerät, dass eine Gefährdungssituation für ihn und Anwesende nicht auszuschließen ist. In solchen Fällen muss unbedingt auf die veränderte Gefühlslage eingegan-

gen werden und die Testung wird unterbrochen. Dann gilt es, das Kind oder den Jugendlichen zu stabilisieren und gegebenenfalls für Sicherheit zu sorgen. Die Durchführung der Testung ist dann erst mal zweitrangig.

f. Umgang mit einzelnen „auffälligen" Antworten

Die Testergebnisse sollten nur im Gesamten gedeutet, bewertet und interpretiert werden. Ein einzelnes projektives Verfahren oder ein einzelner Fragebogen sind wenig aussagekräftig. Lediglich das Ergebnis einer Leistungstestung spricht für sich.

Eine Rückmeldung an das Kind, den Jugendlichen oder die Eltern ist daher nicht nach jedem Diagnostiktermin oder gar für jedes Testverfahren sinnvoll, sondern erst zum Ende der Testung. Bei Fragen im Verlauf, wie die Antworten oder Werte in einem Verfahren einzuschätzen sind, kann den Kindern, Jugendlichen und Eltern erklärt werden, dass man keine vorschnelle Einschätzung abgeben kann und will und die Ergebnisse im Gesamten gesehen werden sollten. Ein auffälliger Fragebogen alleine ist kein ausreichendes Indiz zur Vergabe einer Diagnose.

Wird ein Fragebogen gemeinsam mit einem Kind oder Jugendlichen bearbeitet, bemerkt man natürlich sofort, welche Fragen hoch bewertet werden und welchen nicht zugestimmt wird. Aber auch wenn ein Jugendlicher einen Bogen alleine ausfüllt, sticht vielleicht der ein oder andere hohe Werte sofort ins Auge. Ansprechen sollte man dies unverzüglich, wenn sich die Fragen auf eine Einschätzung der Eigen- oder Fremdgefährdung beziehen. Bemerkt man z. B., dass einem Item zu Suizidgedanken zugestimmt wird, muss dies sofort angesprochen werden, um zu klären, wie drängend diese sind, ob sich jemand davon distanzieren kann oder vielleicht sogar schon konkrete Pläne hat. Bei akuten Suizidgedanken sollte die Testung umgehend abgebrochen werden. Dann muss geklärt werden, inwiefern nicht sogar eine stationäre Aufnahme zur Krisenbehandlung nötig ist.

Alle anderen Angaben oder auffällige Skalen können bis zur Diagnostikvorstellung warten und dann rückgemeldet und besprochen werden.

g. Sämtliche Werte sind „auffällig"

Manchmal fällt bei der Auswertung auf, dass fast alle Skalen von Symptom- oder Persönlichkeitsfragebögen überdurchschnittliche Ausprägungen aufweisen. Selten ist es jedoch tatsächlich so, dass der Jugendliche in sämtlichen Bereichen eine so hohe Belastung, so extreme Verhaltens- oder Erlebensmuster zeigt. Daher

ist es kaum sinnvoll, alle auffälligen Skalen in der Befundzusammenfassung und Befundmitteilung inhaltlich aufzulisten oder vorzutragen und entsprechend multiple Diagnosen zu stellen. Vielmehr sind die Ergebnisse in das Gesamtbild einzuordnen und entsprechend zu interpretieren. Oftmals verbergen sich hinter einem extrem auffälligen Ergebnisprofil ein starker Leidensdruck und der Wunsch, dass dieser endlich vom Umfeld wahrgenommen wird. Wenn man mehr oder weniger offensichtlich auf seine Situation und seine Not hinweist und Eltern, Freunde, Lehrer nicht darauf reagieren oder einen nicht ernst nehmen, muss man „lauter" werden und sein Leid stärker zum Ausdruck bringen.
Die betroffenen Jugendlichen erleben es häufig als Entlastung, wenn man ihnen rückmeldet, dass man sieht oder zumindest erahnt, wie belastet sie sind. Gleichzeitig kann man noch einmal nachfragen, welche Bereiche oder Fragen die Jugendlichen am meisten beschäftigen, einschränken oder besorgen. Auf diese Art kann eine Differenzierung vorgenommen werden und innerhalb der Extreme eine Abstufung. Das relativiert die Antworten etwas. Eine Diagnose wird dann aufgrund der Ergebnisse im Zusammenhang mit weiteren Testergebnissen (z. B. aus projektiven Verfahren), psychopathologischem Befund oder Verhaltensbeobachtung, Exploration und persönlichem Eindruck durch den Diagnostiker gestellt.

h. Hinterfragen der Testverfahren

Der 12-jährige Paul erscheint zur Testung. Er wirkt aufgeweckt und intelligent. Die Diagnostikerin möchte mit einem projektiven Verfahren beginnen und bittet Paul, seine Familie in Tieren zu zeichnen. Paul zögert und fragt kritisch nach, was denn der Sinn davon sei. Daraufhin erklärt die Diagnostikerin, dass sie gerne ein besseres Bild davon gewinnen möchte, wie Paul seine Familie wahrnehme. Paul fragt weiter, ob er ihr das nicht erklären könne, er sehe keinen Sinn darin, seine Familie als Tiere darzustellen. Die Diagnostikerin versucht ihn zu überreden, in dem sie ihm versichert, dass es nicht darauf ankomme, präzise oder schön zu zeichnen, es kein „richtig" und „falsch" gebe, sondern lediglich um seine Sicht auf seine Familie gehe. Paul lässt sich mit einem Stöhnen darauf ein, nicht ohne zu erwähnen, dass er das albern findet.
Es folgt der Satzergänzungstest. Die Therapeutin liest die Satzanfänge vor und bittet Paul, diese spontan zu ergänzen. Paul fragt nach, was das denn jetzt sei, was der Quatsch messen soll und wer sich so einen Blödsinn überhaupt ausgedacht hat. Die Therapeutin ist inzwischen genervt von den vielen Fragen und darüber, dass Paul nicht einfach die Verfahren bearbeiten kann. Dennoch versucht sie ruhig zu antworten und Paul zur Mitarbeit zu bewegen.

Im Anschluss bekommt Paul einen Persönlichkeitsfragebogen ausgehändigt. Auch diesen betrachtet er kritisch und fragt nach, was die einzelnen Fragen denn erfassen. Die Diagnostikerin erklärt ihm, dass es dabei um Eigenschaften, Verhaltensweisen und Einstellungen gehe. Paul fragt weiter, was das denn bitteschön mit ihm zu tun habe. Er habe ihr doch im Erstgespräch schon erklärt, weshalb er gekommen sei. Er könne abends nicht einschlafen, habe Alpträume und es falle ihm schwer, zur Schule zu gehen. Wie könne da denn so ein Fragebogen weiterhelfen? Pauls kritische Haltung zieht sich durch die gesamte Diagnostik hindurch. Er hinterfragt jedes Verfahren, möchte genau wissen, was dieses erfasst und warum er es bearbeiten soll. Nach dem Termin hat die Diagnostikerin zwar ein paar bearbeitete Verfahren, fühlt sich jedoch völlig erschöpft und genervt von Paul.

Einige Kinder und vor allem Jugendliche wollen genau wissen, wie die Testung abläuft und welche Erkenntnisse durch die Verfahren gewonnen werden. Ein gewisses Interesse und eine Neugier daran sind durchaus verständlich, schließlich ist dies eine besondere Situation und die Kinder und Jugendlichen sollen einer ihr noch ziemlich unbekannten Person so viel von sich preisgeben. Dass psychologischen Verfahren mit Skepsis oder gar Misstrauen begegnet wird, ist nachvollziehbar. Auf den ersten Blick kann nicht immer erkannt werden, um was es geht und was man mit seinen Antworten über sich verrät. Das erfordert viel Bereitschaft und Mut, sich zu öffnen und zu zeigen und auch Vertrauen in den Diagnostiker.
Wenn jedoch jedes Verfahren in Frage gestellt wird, kann dies die Testung erheblich erschweren. Zunächst einmal sollte versucht werden, jeden neuen Test mit wenigen Worten kurz zu erläutern und gegebenenfalls auch, warum der Test zum Einsatz kommt. Das ist bei Fragebögen und Leistungstests mit Sicherheit leichter, als bei projektiven Verfahren, die noch mehr ein „sich einlassen ohne genau zu wissen, worum es geht“ erfordern. Wenn der Testperson im Vorfeld genau gesagt wird, was man aus diesen Verfahren ablesen möchte – unbewusste Konfliktthemen, Abwehrmechanismen, Beziehungserleben ... – sind diese möglicherweise gehemmt und antworten weniger spontan, weil sie sich Gedanken darüber machen, wie man das Gesagte oder Gezeichnete deuten könnte.
Extremes Hinterfragen und Misstrauen sind als Ausdruck einer Symptomatik zu verstehen. In vielen Fällen geht es um ein generelles Misstrauen anderen gegenüber. Unsicherheit, was mit Informationen, die man von sich preis gibt, passiert und wie andere reagieren, wenn man Schwächen zeigt. Negative Reaktionen werden befürchtet (Ausgrenzung, Abwertung, ausgelacht werden). Viele dieser Kinder und Jugendlichen treten sehr kontrolliert auf, achten genau darauf, wie sie sich anderen gegenüber verhalten. Dahinter können sich Geheimnisse verbergen, die schambesetzt sind, von Schuldgefühlen oder Unzulänglichkeiten begleitet. Oder

gar ganze Familiengeheimnisse, die vielleicht schon über Generationen gewahrt werden. Dann möchte man natürlich genau wissen, welche Schlüsse Psychologen und Therapeuten aufgrund der Antworten in Testverfahren ziehen können und ob ihre Geheimnisse sicher sind.
Bei sehr kritischen Jugendlichen kann direkt nachgefragt werden, was ihre Befürchtungen und Erwartungen sind und ob diese ausgeräumt werden können. Eine Rückmeldung darüber, wie es einem als Diagnostiker in der Situation geht und dass es schwierig wird, sich ein genaueres Bild von ihnen und ihren Problemen zu machen, wenn es ihnen schwer fällt, sich einzulassen, kann manchmal auch hilfreich sein. Auch kann erklärt werden, dass es für eine Therapie notwendig ist, dass man sich öffnet und nachgefragt werden, ob dazu eine Bereitschaft besteht und dies zum jetzigen Zeitpunkt überhaupt möglich ist. Manchmal braucht es etwas mehr Zeit um das Vertrauen zu gewinnen, die man sich dann auch nehmen sollte. Zudem sollte überlegt werden, wie viele Testverfahren wirklich zur Diagnosestellung notwendig sind und nur diese durchgeführen.

i. Testleiter fühlt sich beobachtet

Oftmals berichten Diagnostiker, insbesondere Anfänger, dass sie sich während der Testung von den Probanden beobachtet fühlen. Viele haben gerade bei einer Intelligenztestung den Eindruck, dass die Kinder und Jugendlichen genauestens auf Reaktionen des Testleiters achten und versuchen, deren Notizen einzusehen. Zunächst einmal ist dies völlig nachvollziehbar. Da man während einer Intelligenztestung keine Rückmeldung über seine Leistung bekommt, nicht erfährt, ob Aufgaben „richtig“ oder „falsch“ gelöst wurden, versucht man auf diesem Weg in Erfahrung zu bringen, wie man abschneidet. Einigen Kindern und Jugendlichen fällt es schwer, ihre Leistung selbst einzuschätzen und diese suchen in solchen Situationen nach Rückmeldungen. Hat man während der Testung das Gefühl, jemand benötigt eine direkte Rückmeldung und versucht dies anhand von Mimik, Gestik oder Äußerungen des Testleiters auszumachen, kann man dies direkt ansprechen. Es entspannt die Situation sowohl für die Testperson als auch den Testleiter. Oftmals ist es gut möglich, einen eigenen Eindruck zu schildern oder die Testperson zu bestärken, so dass diese beruhigter ist und weiter arbeiten kann.
Natürlich ist fast jedes Kind und jeder Jugendlicher auch interessiert daran, was sich jemand über ihn notiert und wie er oder sie eingeschätzt und bewertet wird. Schließlich sind es die Kinder und Jugendlichen, die beobachtet und beurteilt werden und nicht der Testleiter.

Das Gefühl des Diagnostikers beobachtet zu werden, rührt oftmals auch daher, dass man sich selbst noch sehr unsicher ist mit der Durchführung der Testverfahren, wenig Routine besitzt, aufgeregt ist. Dann hilft es nur, sich gut einzuarbeiten, mit Kollegen Rücksprache zu halten, bei erfahrenen Therapeuten beobachtend an einem Diagnostiktermin teilzunehmen und selbst die Verfahren wieder und wieder anzuwenden.

j. Verständnisprobleme

Wenn Instruktionen zu einem Testverfahren oder Items eines Fragebogens nicht verstanden werden, kann dies verschiedene Ursachen haben.
Eine naheliegende Ursache ist, dass das Kind oder der Jugendliche über geringe oder gar keine Deutschkenntnisse verfügt. Es gibt einige wenige Testverfahren, bei denen eine nonverbale Instruktion möglich ist, z.B. der Intelligenztest SON-R (Snijders-Oomen non-verbaler Intelligenztest – revidiert), jedoch ist bei der Durchführung zu berücksichtigen, dass ein anderer kultureller Hintergrund, als der der Normstichprobe, die Werte beeinflussen kann. Ein Einsatz solcher Verfahren sollte daher gut abgewogen werden.
Sollten geringe Deutschkenntnisse vorliegen, kann man überlegen, ob eine Testung mit einem Dolmetscher sinnvoll ist. Entscheidet man sich dafür, sollte mit diesem im Vorfeld besprochen werden, dass auch wirklich nur das übersetzt wird, was man selbst oder die Testperson sagt. Das heißt, auch bei Nachfragen der Testperson, sollte nicht der Dolmetscher versuchen, diese zu klären, da es aus diagnostischer Sicht wichtig sein kann, was die Testperson nicht versteht.
Mitunter entsteht ein Dialog zwischen dem Dolmetscher und der Testperson, da diese vielleicht froh und erleichtert ist, jemanden zu treffen, der seine Muttersprache spricht, sich ihm nah und vertraut fühlt. Dies sollte von einem professionellen Dolmetscher, auf jeden Fall aber durch den Testleiter unterbunden werden. Instruktionen zu projektiven Verfahren können mit einem Dolmetscher einfach übersetzt werden. Die Durchführung einer Intelligenzmessung mit sprachbezogenen Untertests ist auch mit Übersetzer nicht ratsam, weil die Antworten dieser Skalen nicht eingeordnet werden können. Mehrdimensionale Symptom- und Persönlichkeitsfragebögen sind aufgrund ihrer Länge mühsam zu bearbeiten.
Aus Kostengründen wird der Einsatz eines Dolmetschers sowieso selten in Betracht gezogen. Man greift häufiger auf Familienmitglieder zurück, die besser deutsch sprechen und als Übersetzer fungieren. Aufgrund der Nähe und emotionalen Verbundenheit zum Kind oder Jugendlichen sollte man davon jedoch in

Test- und Therapiesituationen absehen. Dies ist eher möglich bei Gesprächen, in denen die Anamnese erhoben wird, nur Informationen vermittelt werden oder das Vorgehen besprochen wird. Die Wahrscheinlichkeit, dass keine wörtliche Übersetzung stattfindet und das Kind zusätzlich beeinflusst wird oder Antworten ergänzt werden, weil jeder Nahestehende ja auch seine eigene Sicht auf die Problematik hat, ist sehr hoch.

Die Diagnostik betreffend, ist es oftmals nur möglich sich bei Familien mit geringen Deutschkenntnissen auf eine ausführliche Exploration der Kinder oder Jugendlichen und deren Eltern mit einem Dolmetscher sowie Verhaltens- und Spielbeobachtungen zu beschränken. Evtl. besteht auch die Möglichkeit einer Vermittlung zu einem anderen Therapeuten, der die Muttersprache der Betroffenen spricht.

Bestehen bei einem Kind kognitive Defizite, wirkt sich dies ebenfalls auf das Instruktionsverständnis und das Verstehen von Items aus. Je nachdem wie stark diese ausgeprägt sind, ist der Einsatz von Testverfahren dennoch möglich. Bei Unsicherheiten sollte eine Intelligenztestung relativ früh durchgeführt werden und aufgrund des Ergebnisses entsprechend Fragebogenverfahren eingesetzt oder darauf verzichtet werden. Projektive Verfahren stellen bei einfacher Formulierung der Aufgabe geringere Schwierigkeiten dar, wenn die Beeinträchtigung nicht zu massiv ist.

Neben allgemeinen kognitiven Defiziten können auch Hörschäden oder Auffälligkeiten im Sprachverständnis und der Sprachverarbeitung bestehen. Wenn diese nicht früh festgestellt wurden, eignet sich das Kind Kompensationsmechanismen an und kann im Alltag damit gut zurechtkommen. Zumindest so gut, dass erst einmal keine Störung in dem Bereich vermutet wird. Auffällig wird dies im Rahmen einer Diagnostik am ehesten bei Intelligenztests mit einem sprachlichen Bereich. Sollten Werte darin weit unter den Ergebnissen in den anderen Untertests liegen, empfiehlt sich eine logopädische Abklärung und gegebenenfalls eine Vorstellung bei einem HNO-Arzt zum Hörtest. Defizite in diesen Bereichen und eine entsprechende Behandlung können bestehende psychische Symptome lindern, wenn diese darauf zurückzuführen sind, dass entsprechende Kompensationsstrategien nicht mehr greifen oder zu hohem innerpsychischen Druck führen. Anhand der konsiliarischen Untersuchungsergebnisse kann die weitere Diagnostik angepasst werden. Unter Umständen kann und sollte nur eine eingeschränkte Testung stattfinden, bevor man das Kind oder den Jugendlichen überfordert und frustriert nur um ein paar mehr Werte zu erhalten.

k. Unbeantwortete Items

Beim Auswerten der Testverfahren stößt man immer mal wieder auf einen Fragebogen, bei dem einzelne Items unbeantwortet geblieben sind. Dies betrifft Persönlichkeits- und Symptomfragebögen, die die Testpersonen oder Eltern eigenständig bearbeiten.

Bei Intelligenztests kommt dies selten vor und wenn, liegt es am ehesten an einer fehlerhaften Durchführung oder mangelhaften Dokumentation. Bei projektiven Verfahren stellt sich die Frage nicht, wie mit fehlenden Items umgangen werden sollte. Sollten bei einem Satzergänzungstest einzelne Fragen unbeantwortet bleiben, sollte man schauen, worauf sich die Inhalte beziehen. Sind dies Satzanfänge zur Familie, zur Schule oder zu Freunden oder sind sie sehr stark emotional besetzt? Oftmals zeigen sich dadurch Widerstände, Abwehrmechanismen oder Konfliktthemen.

Zurück zu den Fragebögen: Generell sollten alle Items beantwortet werden, da erst dann eine Auswertung des Verfahrens möglich ist. In den entsprechenden Testhandbüchern zu den einzelnen Verfahren ist in der Regel angegeben, wie fehlende Antworten zu bewerten sind. In den meisten Fällen wird entweder nahe gelegt, den Ergebniswert an der Anzahl der beantworteten Items zu relativieren oder für den fehlenden Wert den Durchschnittswert der anderen Items zu bestimmen und damit zu ersetzen. Dies ist zum Teil ein erhöhter rechnerischer Aufwand und oftmals ist es einfacher und es geht schneller, sich um fehlende Antworten zu bemühen. Keinesfalls sollten diese jedoch durch den Diagnostiker aus dessen Einschätzung gegeben werden, sondern nur von der Testperson selbst.

Es ist daher ratsam, wenn man einen Fragebogen ausgefüllt ausgehändigt bekommt, kurz drüber zu schauen, ob Angaben fehlen und diese dann direkt nach zu erheben. Manchmal wird eine Frage überlesen, besonders, wenn es ein sehr langer, dicht beschriebener Bogen ist. Manchmal ist man sich unsicher bei der Antwort, lässt die Frage offen bis zum Schluss und vergisst sie dann. Einige Fragen werden nicht richtig verstanden und bevor man irgendeine Antwort ankreuzt, lässt man sie lieber offen. Oder man hat das Gefühl, dass die vorgegebenen Antwortmöglichkeiten für einen selbst nicht passend sind.

Wenn Fragen übersehen oder vergessen werden, kann das Kind oder der Jugendliche die Antwort selbst noch nachträglich ankreuzen. Beim bewussten Auslassen, kann zusammen mit dem Diagnostiker geklärt werden, wie die Frage zu verstehen ist und welche Antwortmöglichkeit am ehesten zutrifft.

Ein Nacherheben im stationären Bereich stellt keine Schwierigkeit dar, da die Kinder und Jugendlichen schnell greifbar sind. Bei der ambulanten Arbeit ist abzuwägen, ob bei sehr vielen fehlenden Werten die Daten in einem zusätzlichen

Termin nacherhoben werden müssen. Eine Auswertung ist sonst nur unter bestimmten Bedingungen möglich.

Bei fehlenden Werten ist zudem zu berücksichtigen, ob es sich um einen ein- oder mehrdimensionalen Fragebogen handelt. Bei mehrdimensionalen Fragebögen hat eine fehlende Angabe natürlich nur Auswirkungen auf die entsprechende Skala, der die Frage zugeordnet ist und auf den Gesamtwert. Die übrigen Skalen bleiben davon unbeeinflusst und können entsprechend ausgewertet und interpretiert werden.

Wird mit dem Fragebogen ein einzelner Störungsbereich erfasst und trotz einem oder sogar mehrerer unbeantworteter Items ein Gesamtwert gebildet, kann der Schweregrad der Symptomatik unterschätzt werden.

Wenn es keine Möglichkeit zur Nacherhebung gibt, sollte in jedem Fall vermerkt werden, dass Angaben fehlen und wie die Ergebnisse unter diesem Umstand zu beurteilen sind.

7. Befunderstellung

Nach Abschluss einer Diagnostik werden die Ergebnisse in einem Psychologischen Befund festgehalten. Fast alle Einrichtungen, egal ob Klinik, Ambulanz oder Beratungsstelle und auch Praxen haben dafür meist vorgefertigte Formulare, die festlegen, welche Punkte, in welcher Reihenfolge dargestellt werden. Oftmals kann man mit Hilfe von Textbausteinen schnell einen Befund zusammenstellen. Der Gebrauch von Textbausteinen stellt bei geringen zeitlichen Ressourcen eine erhebliche Erleichterung dar. Bei der Auflistung und Erläuterung der einzelnen Testverfahren sowie der Definition auffälliger Skalen kann darauf zurückgegriffen werden, denn diese sind immer gleich und können für alle Probanden übernommen werden. Bei Verhaltensbeobachtungen sollten Textbausteine mit Vorbehalt eingesetzt werden, vielmehr als Anhaltspunkte dienen, welche Bereiche beachtet und beschrieben werden sollten. Letzten Endes muss sich der Befund dem Kind oder Jugendlichen anpassen und nicht irgendwelchen Textbausteinen. Die Zusammenfassung der Testergebnisse und die Begründung von Diagnose und Empfehlung sollten immer individuell erfolgen und die gesammelten Eindrücke und Testergebnisse mit eigenen Worten wiedergegeben werden um der Testperson gerecht zu werden. So viel Zeit sollte sich jeder Diagnostiker nehmen.

Der Befund sollte so kurz und prägnant wie möglich, aber auch so ausführlich wie nötig sein. Je ausschweifender er ist, desto geringer ist die Wahrscheinlichkeit, dass dieser von Nachbehandlern im Ganzen und nicht nur auszugsweise gelesen wird.

Die Gliederung eines Psychologischen Befundes könnte wie folgt aussehen:

- *Zeitraum der Testung und Fragestellung*
  Warum wird eine Diagnostik durchgeführt? Auf welche Fragen soll die Diagnostik Antworten liefern? Das kann eine ganz konkrete Fragestellung sein wie „Liegt bei XX eine Lese-Rechtschreibstörung vor?“ oder bei unklarer Befundlage eine weiter gefasste „Liegt bei XX eine affektive Störung vor?“. Andere Fragestellungen können sich u. a. auf eine mögliche schulische Überforderung, das Familienbild aus Sicht des Kindes, das Vorliegen komorbider Störungen bei gesicherter Erstdiagnose oder Veränderungen im Therapieprozess beziehen.
- *Vorbefunde*
  Sofern es Vorbefunde gibt, sollten die wesentlichen Ergebnisse mit Datum der Testung kurz aufgeführt werden, evtl. auch die damalige Diagnose und Empfehlung. In der Zusammenfassung können diese mit den Ergebnissen der aktuellen Testung zusammengeführt werden

- *Exploration und Verhaltensbeobachtung*
  Unter diesen Punkt fallen Angaben zur Symptomatik, zur Vorgeschichte, Schule, Familiensituation ..., die im Gespräch berichtet werden. Wichtige Aussagen können dabei in wörtlicher Rede angeführt werden. Das Verhalten ist möglichst objektiv zu beschreiben. An diese Stelle gehören keine Hypothesen, Deutungen oder Interpretationen. Inhalte einer Verhaltensbeobachtung und Beispiele hierfür finden sich in Kapitel 3b.
- *Besonderheiten der Testdurchführung*
  Wenn die Testung unter ungewöhnlichen Bedingungen durchgeführt wurde oder sich bestimmte Umstände auf die Ergebnisse auswirken können, dann sollten diese vor der Auflistung der Verfahren oder bei der Zusammenfassung angegeben werden. Dazu zählt u.a. die Testung unter Medikation. Viele Medikamente haben einen Einfluss auf Konzentration, Stimmung oder Antrieb und wirken sich damit auch auf die Testergebnisse aus, wie z.B. Psychostimulanzien, die zur Behandlung von ADHS eingesetzt werden oder Antidepressiva. Erwähnenswert ist zudem, wenn eine Testung aus verschiedenen Gründen mehrfach abgebrochen werden musste. Dies kann von Seiten des Kindes oder Jugendlichen erfolgen, aber auch von Seiten des Diagnostikers. Wenn bspw. in Klinik oder Ambulanz eine Notfallsituation eintritt, zu der der Diagnostiker hinzueilen muss. Benötigt die Testperson Hilfsmittel wie Brille oder Hörgerät ist darauf zu achten, dass diese auch während der Testung getragen werden.
- *Angewandte Verfahren mit kurzer Erläuterung und Ergebnisse*
  Es sollte deutlich werden, was ein Verfahren erfasst und zu welchem Zweck es eingesetzt wurde. Hierfür ist oftmals ein kurzer, erklärender Satz ausreichend. Schlussfolgerungen und Erkenntnisse aus projektiven Verfahren werden angeführt, Ergebnisse der Intelligenztestung im Konfidenzintervall angegeben, Werte von Fragebogenskalen aufgelistet. Oftmals ist es ausreichend nur auffällige Werte zu benennen und darauf hinzuweisen, dass die übrigen Skalen eine durchschnittliche/unauffällige Ausprägung zeigen. Dabei ist es hilfreich anzugeben, ab welchem Wert ein Ergebnis als auffällig einzustufen ist. Welche Verfahren zuerst genannt werden, spielt keine Rolle, es ist jedoch sinnvoll, die Tests inhaltlich geordnet aufzulisten – nach projektiven Verfahren, Fragebogenverfahren (Symptomfragebögen und Persönlichkeitsfragebögen nacheinander), Leistungstests, Interviewverfahren ... Fremdbeurteilungsbögen können im Anschluss genannt werden.
- *Zusammenfassung der Ergebnisse*
  Die Testergebnisse werden erst im Ganzen und unter Berücksichtigung von Exploration und Verhaltensbeobachtung aussagekräftig. Die vorliegenden Ergebnisse aus allen Bereichen werden unter diesem Punkt zusammengefasst

und in Beziehung zueinander gesetzt. Dabei sollte auf die Fragestellung Bezug genommen werden.

- *Diagnose und Empfehlung*
  Für den Leser des Befundes, dies können die Eltern sein, Fachkollegen wie Nachbehandler oder Jugendamtsmitarbeiter, muss ersichtlich sein, warum eine bestimmte Diagnose gestellt und eine Empfehlung ausgesprochen wird. Therapieempfehlungen können begründet werden mit der Schwere der Symptomatik, dem erlebten Leidensdruck, der Gefahr einer Verschlechterung bei Nichtbehandlung. Es können ebenfalls mögliche Ziele benannt werden, die sich aus den durch die Diagnostik erschlossenen Problemfeldern ergeben: emotionale Stabilisierung, Selbstwertsteigerung, Verbesserung der sozialen Kompetenz, Strategien im Umgang mit Konflikten, Beziehung zu Eltern stärken, Umgang mit Anspannung verbessern

Nachfolgend sind zur Veranschaulichung zwei ausformulierte Beispiele für psychologische Befunde angeführt.

Psychologischer Befund Sophia, 16 Jahre
Untersuchungszeitraum und Fragestellung
xx.xx.xxxx – xx.xx.xxxx
Liegt bei Sophia eine depressive Episode vor?

Exploration und Verhaltensbeobachtung
Sophia erscheint modisch gekleidet, jedoch trotz sehr warmer Temperatur mit langärmeligem Pullover zu den Terminen. Darauf angesprochen gibt sie an, ihre Arme aufgrund ihrer Ritzwunden nicht zeigen zu wollen. Aktuell habe sie sich vor drei Tagen letztmalig selbst verletzt, als sie in der Schule ihren Ex-Freund mit einem anderen Mädchen gesehen habe. Auf Nachfrage zeigt sie die oberflächliche und schon leicht verheilte Verletzung an ihrem rechten Unterarm. Sophia gibt an, sich selbst zu verletzen, wenn sie große innere Anspannung spüre, die hauptsächlich dann auftrete, wenn sie sich alleine fühle. Dies komme drei bis viermal in der Woche vor. Dann ritze sie sich an den Armen, manchmal auch an den Beinen und ihrem Bauch. Sie habe auch schon Suizidgedanken ohne konkrete Pläne gehabt, erstmalig vor einem halben Jahr, kann sich aber aktuell glaubhaft davon distanzieren. Sie habe zu viel Angst vor dem Sterben und wolle dies ihren Eltern nicht antun. Sie sitze viel zu Hause und denke über ihr Leben nach, was

sie sehr traurig mache. Gründe hierfür kann sie nicht benennen. Ihr fehle auch die Energie, ihrem Hobby dem Tanzen weiter nachzugehen oder sich mit Freunden zu treffen.
Sophia wirkt in ihrer Stimmung leicht gedrückt, bei eingeschränkter Schwingungsfähigkeit. Sie scheint sehr bedürftig, teilt sich umfangreich mit, schildert ihr Erleben und Befinden, nutzt den Raum für sich sehr ausgiebig. Dabei reagiert sie auf Begrenzungen und kann ihre Aufmerksamkeit auf die Testverfahren lenken.
Auf die Diagnostik kann sie sich gut einlassen. Während der IQ-Testung arbeitet sie zunächst konzentriert und zügig, wirkt jedoch kurzzeitig leicht verunsichert, wenn sie Aufgaben nicht auf Anhieb lösen kann. Im Verlauf nehmen Konzentration und Aufmerksamkeit ab. Fragebögen bearbeitet sie selbstständig und ohne Schwierigkeiten. Beim Familien-System-Test zeigt sich erneut Sophias großes Mitteilungsbedürfnis.

Angewandte Testverfahren und Ergebnisse

- *Wechsler Intelligence Scale for Children V (WISC V):* ist ein Verfahren zur Intelligenzmessung. Der Gesamt-IQ setzt sich dabei aus Ergebnissen in den fünf Bereichen Sprachverständnis, visuell-räumliches Vorstellungsvermögen, fluides Schlussfolgern, Arbeitsgedächtnis sowie Verarbeitungsgeschwindigkeit zusammen. Werte zwischen 85 und 115 sind als durchschnittlich anzusehen.
  Sophia erreicht folgende Index-Werte:
  Sprachverständnis = 121 Visuell-räumliches Vorstellungsvermögen = 105
  Fluides Schlussfolgern = 103 Arbeitsgedächtnis = 97
  Verarbeitungsgeschwindigkeit = 86
  Aufgrund der Heterogenität der Indexwerte in den einzelnen Bereichen wurde kein Gesamt-IQ ermittelt.
- *Persönlichkeitsstil und Störungsinventar (PSSI)*: ein Fragebogenverfahren, das in Selbstbeurteilung Ausprägungen von Persönlichkeitsstilen erfasst. Es ergeben sich auffällig erhöhte Werte für folgende Skalen (Durchschnittsbereich: T-Werte zwischen 40 und 60):
  - Eigenwillig – paranoid: T-Wert = 62: hohe Werte werden von Personen erreicht, die misstrauisch anderen gegenüber sind, denen es schwer fällt, sich jemandem anzuvertrauen und die sich mit ihren eigenen Absichten von anderen absetzen wollen

- Spontan – borderline: T-Wert = 62: Hauptmerkmale dieser Skala sind intensives, aber auch impulsives Emotionserleben und ein Schwanken zwischen Begeisterung und Ablehnung
- Selbstkritisch – selbstunsicher: T-Wert = 68: hohe Werte weisen hin auf Unsicherheiten bzgl. eigener Erwartungen und Einschätzungen und Zurückhaltung in Gesellschaft anderer
- Loyal – abhängig: T-Wert = 63: Personen mit hohen Werten stellen eigene Wünsche und Bedürfnisse zurück, wenn diese mit Interessen anderer kollidieren
- Still – depressiv: T-Wert = 70: hohe Werte geben einen Hinweis auf ein gedämpftes Erleben positiver Anreize sowie eine passive Grundhaltung
- Hilfsbereit – selbstlos: T-Wert = 67: Personen mit hohen Werten beschreiben sich als hilfsbereit, selbstlos und empathisch

Ein unterdurchschnittlicher Wert ergibt sich für die Skala:

- Selbstbehauptend – antisozial: T-Wert = 36: Kennzeichnend für diese Skala ist ein selbstbehauptendes, selbstsicheres Auftreten

- *Youth Self Report 11-18 (YSR/ 11–18-R)*: ein Selbstbeurteilungsfragebogen, der zehn Symptomskalen umfasst.
  Sophia erreicht auffällige und grenzwertig auffällige Werte in den Skalen:
  Körperliche Beschwerden (T-Wert = 78)
  Ängstlich/depressiv (T-Wert > 80)
  Rückzüglich/depressiv (T-Wert > 80)
  Aufmerksamkeitsprobleme (T-Wert = 68)
  Denk-(Schlaf-) repetitive Probleme (T-Wert = 70)
- *Depressionsinventar für Kinder und Jugendliche (DIKJ)*: ein Selbstbeurteilungsfragebogen zur Erfassung depressiver Erlebens- und Verhaltensweisen.
  Mit einem überdurchschnittlichen T-Wert von 68 ergeben sich deutliche Hinweise auf das Vorliegen einer depressiven Symptomatik
- *Satzergänzungstest:* vorgegebene Satzanfänge zu verschiedenen Themen werden ergänzt und geben Aufschluss über Erleben, Gedanken und Einstellungen und unbewusste Themen.
  Sophia ergänzt die Satzanfänge sehr ausführlich. Es zeigt sich eine hohe emotionale Belastung und ein fehlendes Selbstwirksamkeitserleben.

Sophia scheint sich fremdbestimmt zu fühlen und nicht in der Lage, eigene Entscheidungen zu treffen. Auch werden Zukunftsängste deutlich.

- *Familien-System-Test (FAST)*: dieses Verfahren erfasst durch das Aufstellen von Familienmitgliedern oder auch weiteren Bezugspersonen emotionale Bindungen und hierarchische Strukturen innerhalb der Familie. Sophia stellt zunächst ihren Vater und ihre Mutter in die Mitte des Brettes in benachbarte Felder. Ihre 18-jährige Schwester steht in einiger Entfernung ihnen gegenüber. Sie wohne noch zu Hause, habe gerade ihr Abitur gemacht und warte auf einen Studienplatz. Zu den Eltern habe sie eine gute Beziehung. Hinter die Schwester stellt Sophia deren Freund, der praktisch schon zur Familie gehöre. Im Anschluss wählt sie eine Figur für sich und positioniert sie am äußersten Rand des Brettes mit Blickrichtung zu ihrer Familie. Sie habe oft das Gefühl, nicht zu den anderen zu „passen".
  Die Auswertung der hierarchischen Strukturen ergibt, dass Sophia sich als wenig einflussreich in ihrer Familie erlebt. Das Sagen scheint ihr Vater zu haben, aber auch ihre Schwester nimmt sie als bestimmend und „mächtig" wahr. Sie habe ihren eigenen Kopf und man müsse sich oft nach ihr richten. Eine enge emotionale Bindung wird zu keinem der Familienmitglieder deutlich. Sophia scheint sich vielmehr ausgeschlossen zu fühlen, jedoch den Wunsch zu hegen, dazuzugehören, was sie durch die Blickrichtung zu ihrer Familie ausdrückt.

Zusammenfassung der Befunde

Die 16-jährige Sophia berichtet in den Diagnostikterminen offen über ihr Erleben und Empfinden, dabei wird ein hohes Mitteilungsbedürfnis deutlich. Sie gibt an, sich drei- bis viermal wöchentlich selbst zu verletzen, wenn sie sich alleine fühle. In ihrer Stimmung wirkt sie leicht gedrückt, bei eingeschränkter Schwingungsfähigkeit. Auf die Testverfahren kann sie sich gut einlassen. Diese bearbeitet sie sorgfältig und ausführlich. Während der Intelligenztestung zeigt sich im Verlauf ein leichter Konzentrationsabfall und eine schnelle Verunsicherung, wenn sie Aufgaben nicht gleich lösen kann. Bei Sophia ist von einer intellektuellen Leistungsfähigkeit im Durchschnittsbereich auszugehen (WISC V). Aufgrund des sehr heterogenen Profils wurde kein Gesamt-IQ bestimmt. Eine Stärke liegt im Bereich des Sprachverständnisses vor. Dort ergibt sich ein überdurchschnittliches Ergebnis (Index-Wert = 121). Die Verarbeitungsgeschwindigkeit ist mit einem Index-Wert von 86

am schwächsten ausgeprägt, wobei dies auch auf Sophias aktuelle emotionale Belastung zurückzuführen sein kann.
In den Symptomfragebögen (YSR/ 11–18-R und DIKJ) zeigt sich Sophia massiv belastet, depressives Erleben steht im Vordergrund. Im Persönlichkeitsfragebogen (PSSI) beschreibt sich Sophia als emotional und sensibel. Eigene Wünsche und Bedürfnisse zu formulieren und diese zu vertreten, scheint ihr sehr schwer zu fallen, vielmehr nimmt sie sich hinter anderen zurück. Sophia scheint sich oftmals alleine zu fühlen. Auch in ihrer Familie erlebt sie sich in einer Außenposition und wenig wahrgenommen, besonders neben ihrer als dominant erlebten Schwester (FAST). Es zeigen sich zudem Zukunftsängste, was mitunter durch ein geringes Erleben von Selbstwirksamkeit verstärkt wird (Satzergänzungstest).

Diagnose und Empfehlung
F 32.1 mittelgradige depressive Episode
Aufgrund des hohen Leidensdrucks bei Sophia, der sich auch in den Testergebnissen widerspiegelt, wird eine ambulante Psychotherapie empfohlen zur emotionalen Stabilisierung, Selbstwertsteigerung und Ressourcenaktivierung. Sophia zeigt sich hierfür motiviert.

Psychologischer Befund Felix, 11 Jahre
Untersuchungszeitraum und Fragestellung
Testzeitraum: xx.xx.xxxx und xx.xx.xxxx
Liegt die Ursache der Schulvermeidung in einer psychischen Störung begründet oder einer schulischen Überforderung?

Exploration und Verhaltensbeobachtung
Felix sitzt im Wartezimmer eng bei seiner Mutter. Bei der Begrüßung wirkt er unsicher und ängstlich. Es fällt ihm zunächst schwer, sich von seiner Mutter zu lösen und ins Behandlungszimmer mitzukommen. Nach gutem Zureden gelingt es ihm schließlich. Felix taut schnell auf und berichtet von Kopf- und Bauchschmerzen, aufgrund derer er nicht die Schule besuchen könne. Wenn er es mal in die Schule schaffe, habe er immer Angst, dass er etwas Dummes sage oder tue und seine Mitschüler über ihn lachen könnten. Am liebsten sei er zu Hause bei seiner Mutter und seiner jüngeren Schwester (7 Jahre).

Felix bearbeitet die Testverfahren ruhig, konzentriert und sehr gewissenhaft. Er zeigt ein gutes Instruktionsverständnis. Die projektiven Verfahren scheinen ihn leicht zu verunsichern. Bei der Intelligenzmessung zeigt sich Felix neugierig und ehrgeizig. Die Aufgaben scheinen ihm leicht zu fallen und sogar Spaß zu machen.

Angewandte Testverfahren und Ergebnisse

- *Kaufman Assessment Battery for Children II (K-ABC II)*: ist ein Verfahren zur Intelligenzmessung. Der fluid kristalline Index (FKI) ist dabei ein Maß für die generelle kognitive Leistungsfähigkeit und umfasst das Kurzzeitgedächtnis, die visuelle Verarbeitung, Langzeitspeicher und -erinnerung sowie kristalline Fähigkeiten, die sich auf erworbenes Wissen beziehen. Werte zwischen 85 und 115 werden als durchschnittlich angesehen.
  Felix erzielt folgende Skalenindizes:
  Kurzzeitgedächtnis = 122 Visuelle Verarbeitung = 128
  Langzeitspeicher und -erinnerung = 135 Wissen = 107
  Fluid-kristalline Intelligenz = 135, 95 %-iges Konfidenzintervall: 130 – 140
- *Persönlichkeitsfragebogen für Kinder (PFK 9 – 14)*: dieser Selbstbeurteilungsfragebogen gibt anhand der drei Bereiche Verhaltensstile, Motive und Selbstbild einen Überblick über die kindliche Persönlichkeit. Durchschnittlich sind T-Werte zwischen 40 und 60.
  Felix erreicht auffällige Werte in folgenden Skalen:
  - *Verhaltensstile:*
  - Emotionale Erregbarkeit: T-Wert = 62: hohe Werte geben einen Hinweis auf eine innere Unruhe und leichte Irritation durch Belastungen und Stress
  - Zurückhaltung und Scheu im Sozialkontakt: T-Wert = 65: Kennzeichnend sind zurückhaltendes und gehemmtes Verhalten gegenüber anderen
  - *Verhaltensmotive:*
  - Bedürfnis nach Alleinsein und Selbstgenügsamkeit: T-Wert = 63: diese Skala erfasst, inwiefern sich jemand alleine wohl fühlt und die Gesellschaft anderer meidet
  - *Selbstbild:*
  - Selbsterleben von allgemeiner Angst: T-Wert = 62: hohe Werte in dieser Skala weisen hin auf verschiedene Ängste, Schreckhaftigkeit und Unruhe

- Selbsterleben von Unterlegenheit gegenüber anderen: T-Wert = 64: Merkmal dieser Skala sind Unterlegenheitsgefühle, andere werden als positiver wahrgenommen und dafür bewundert

- *Youth Self Report 11–18 (YSR/ 11–18-R):* ein Selbstbeurteilungsfragebogen, der zehn Symptomskalen umfasst.
  Felix erreicht auffällige und grenzwertig auffällige Werte in den Skalen:
  körperliche Beschwerden (T-Wert = 78)
  ängstlich/depressiv (T-Wert > 80)
  rückzüglich/depressiv (T-Wert > 80)
- *Angstfragebogen für Schüler (AFS):* umfasst die Skalen Prüfungsangst, allgemeine Angst und Schulunlust und erfasst zudem die Tendenz, sozial erwünscht zu antworten.
  Die Skalen manifeste Angst (T-Wert = 61) sowie Prüfungsangst (T-Wert = 65) weisen bei Felix eine überdurchschnittliche Ausprägung auf.
- *Sozialphobie und –angstinventar* für Kinder *(SPAIK):* erfasst somatische, kognitive und Verhaltensaspekte in sozialen Situationen.
  Bei einem T-Werteband von 62–68 ist bei Felix von sozialphobischem Erleben auszugehen.
- *Familie in Tieren*: ist ein projektives Verfahren, bei dem die Familie als Tiere gezeichnet wird und das Aufschluss geben soll über die aus Sicht des Kindes wahrgenommene Familiensituation und die Beziehungen untereinander.
  Felix überlegt zunächst lange, bevor er beginnt. Er zeichnet zuerst seine Mutter als großen Bären in die linke Bildhälfte. Sie sei immer für ihn da und beschütze ihn. Danach zeichnet er in einigem Abstand rechts des Bären seine 7-jährige Schwester als Hasen. Sie sei so süß und springe den ganzen Tag im Haus umher. Außerdem habe sie einen Stoffhasen als Plüschtier, den sie überall mit hinnehme. Seinen Vater stellt er als Adler über dem Hasen fliegend dar. Er passe auf die Schwester auf. Sich selbst zeichnet er in die Mitte des Blattes, umgeben von den anderen Tieren, als Maus. Er möge Mäuse. Die seien niedlich und könnten sich schnell verstecken, so dass sie nicht von den anderen gesehen werden. Felix scheint den Platz innerhalb der übrigen Familienmitglieder zu wählen, da er sich dort am sichersten fühlt. Die Mutter wirkt überdimensional groß und sehr Raum einnehmend. Man scheint sich kaum gegen sie durchsetzen zu können. Es ergeben sich Hinweise, dass der Kindsvater als wenig präsent und kaum greifbar für Felix wahrgenommen

wird. Er scheint dennoch über die Familie zu wachen, was auch etwas bedrohlich anmutet, wie er über seine „Beute“ (Maus und Hase) kreist.

- *Sceno-Test*: anhand von Spielmaterialien können unbewusste Probleme (Konflikte, emotionales Erleben) dargestellt werden.
  Felix betrachtet sich die Materialen sehr genau, nimmt dazu Vieles in die Hand und legt es wieder in den Kasten zurück. Dann baut er auf der linken Seite des Sceno-Deckels Bäume und Blumen auf. Felix greift zu der männlichen Erwachsenen-Puppe und stellt diese zunächst vor die Bäume. Der Mann würde Äpfel pflücken. Schließlich legt er ihn um und ergänzt, dass er vom Baum gefallen sei. Er habe sich verletzt und könne sich nicht mehr bewegen. In einiger Entfernung stellt er die Kinder-Puppen auf, die zu dem Mann schauen. Zwischen diese und den Mann platziert er den Hund und nach kurzem Zögern das Krokodil. Die Kinder seien mit ihrem Hund vorbei gekommen und sehen den Mann liegen. Sie würden ihm aber nicht helfen sondern weiter laufen. Dann käme das Krokodil und fresse den Mann auf.
  Der auf dem Boden liegende Mann könnte für Felix selbst stehen. Dass er einen Erwachsenen für sich ausgewählt hat, könnte ein Hinweis darauf sein, dass er sich mit überhöhten Ansprüchen an sich konfrontiert sieht. Er scheint sich hilflos und paralysiert zu fühlen. Gleichzeitig auch Angst zu haben, da er den Umstehenden hilflos ausgeliefert ist. Die Kinder-Puppen scheinen seine Altersgenossen zu symbolisieren, von denen er sich beobachtet, jedoch im Stich gelassen fühlt. Der Hund und das Krokodil drücken stellvertretend die erlebte Feindseligkeit und Aggression durch die anderen Kinder aus.
- *Satzergänzungstest*: Satzanfänge sollen ergänzt werden und werden hinsichtlich bewusster und unbewusster Inhalte gedeutet.
  Felix zeigt im Satzergänzungstest eine deutliche Selbstwertproblematik. Er gibt an, in Gruppen schnell verunsichert zu sein. Es zeigen sich Versagensängste in Bezug auf die Schule. Seine Mutter scheint ihm Sicherheit und Halt zu vermitteln.
- *Child Behavior Checklist (CBCL 6–18-R):* dieser Fragebogen erfasst aus Sicht der Eltern emotionale und Verhaltensauffälligkeiten sowie somatische Beschwerden.
  Die Eltern bearbeiten den Fragebogen gemeinsam. Auffällig sind die Skalen „ängstlich/depressiv“ (T-Wert = 75) sowie „rückzüglich/depressiv“ (T-Wert >80).

Zusammenfassung der Befunde
Der 11-jährige Felix erscheint mit seiner Mutter zur Testung und kann sich im Wartezimmer zunächst kaum von ihr lösen, wirkt unsicher und ängstlich. Im geschützten Therapieraum berichtet er offen über Ängste, zu versagen und von anderen ausgelacht zu werden. Als Gründe dafür, nicht die Schule zu besuchen, gibt er Bauch- und Kopfschmerzen an.
Felix arbeitet während der Diagnostik ruhig und konzentriert. Er zeigt ein gutes Instruktionsverständnis. Projektive Verfahren scheinen ihn zunächst zu verunsichern. Die Aufgaben des Intelligenztests fallen ihm leicht, hierbei zeigt sich Felix ehrgeizig.
Felix verfügt über eine deutlich überdurchschnittliche intellektuelle Leistungsfähigkeit, die im Bereich der Hochbegabung liegt (K-ABC II, 95%-iges Konfidenzintervall: Fluid Kristalline Intelligenz = 130–140). In den durchgeführten Symptomfragebögen (YSR, AFS, SPAIK) zeigt sich durchgängig ein erhöhtes Angsterleben, was besonders in sozialen oder Leistungssituationen aufzutreten scheint. Felix beschreibt sich als zurückhaltend und lieber alleine für sich. Gegenüber anderen erlebt er sich als unterlegen (PFK 9–14). Eine Selbstwertproblematik zeigt sich auch im Satzergänzungstest. Felix scheint sich durch seine Mutter geborgen zu fühlen, seinen Vater scheint er einerseits als beschützend, aber auch beobachtend und bedrohlich zu erleben (Familie in Tieren). Im Sceno-Test ergeben sich Hinweise auf Gefühle von Hilflosigkeit, erlebter Bedrohung und Ausgeliefertsein.

Diagnose und Empfehlung
F 40.1 soziale Phobie
Aufgrund der vorliegenden Befunde kann eine schulische Überforderung ausgeschlossen werden. Felix zeigt sich leistungsstark und kognitiv in der Lage, den Schulstoff zu bewältigen. Die Diagnostikergebnisse weisen darauf hin, dass die Schulvermeidung durch eine soziale Ängstlichkeit begründet ist.
Zum Abbau der Ängste und zur Stärkung des Selbstwertgefühls wird eine ambulante Psychotherapie empfohlen.

8. Wie sage ich es den Kindern, Jugendlichen und Eltern

Bevor man sich Gedanken darüber macht, wie die Testergebnisse im Gespräch mit dem Kind, dem Jugendlichen und den Eltern dargestellt und die Diagnose und Empfehlung begründet werden können, sollte zunächst entschieden werden, in welchem Rahmen dies geschieht.

Man kann eine Diagnostikvorstellung mit Kind oder Jugendlichem und den Eltern gemeinsam ansetzen oder man zieht in Erwägung, einem Jugendlichen zunächst in einem separaten Termin die Ergebnisse mitzuteilen.

Bei jüngeren Kindern werden die Testergebnisse in der Regel dem Kind und den Eltern gemeinsam vorgestellt. Dabei ist auf eine altersangemessene Rückmeldung an das Kind zu achten, so dass es die Bedeutung und Konsequenz davon nachvollziehen kann. Auch die Diagnose sollte kindgerecht erläutert und die Empfehlung entsprechend begründet werden.

Bei sehr kleinen Kindern kann eine zusätzliche ausführliche Diagnostikvorstellung in einem Termin mit den Eltern alleine stattfinden. So können die Fragen, Unsicherheiten oder Anmerkungen der Eltern besser aufgegriffen werden, ohne dass das Kind sich langweilt oder verunsichert wird.

Bei älteren Kindern und vor allem Jugendlichen kann – abhängig von zeitlichen Ressourcen – erwogen werden, ob sie zuerst alleine über die Ergebnisse informiert werden und diese dann im Anschluss den Eltern vorgestellt werden.

Jugendliche fühlen sich dadurch ernst genommen und respektiert. Sie haben oftmals andere Fragen zu den Testverfahren, die sie bearbeitet haben und den Ergebnissen als ihre Eltern. Zusammen mit dem Jugendlichen kann überlegt werden, wie das Gespräch mit den Eltern gestaltet werden soll und wie ihnen die Ergebnisse präsentiert werden.

Als Therapeut erhält man ebenfalls eine andere Rückmeldung, wenn zunächst nur der Jugendliche die Ergebnisse hört. Man kann seine Aufmerksamkeit ganz alleine auf ihn richten. Besonders bei dominanten, kontrollierenden Eltern besteht die Gefahr, dass der Jugendliche sich sehr zurücknimmt bzw. sich gar nicht erst äußern kann und darf, weil die Eltern bestimmend auftreten oder sehr Raum einnehmend sind. Dabei ist es wichtig, eine Einschätzung zu bekommen, ob sich jemand selbst mit den Ergebnissen identifizieren kann, sich wahrgenommen oder „falsch" eingeschätzt fühlt und die Diagnose und Empfehlung nachvollziehen kann. Dies alles ebnet den Weg für die weitere Zusammenarbeit.

Man kann auch im Vorfeld den Jugendlichen mit einbeziehen und ihn fragen, wie er sich das Diagnostikgespräch vorstellt und welches Setting ihm lieber wäre – zunächst alleine oder gleich mit Eltern. Eine Möglichkeit bei begrenzten zeitlichen Ressourcen wäre auch, den Termin zu splitten und zunächst dem Jugendlichen eine kurze Rückmeldung zu geben und dann die Eltern zum Besprechen der Diagnose und Empfehlung dazu zu holen.

Die nachfolgenden Punkte geben einen Überblick wie die Diagnostikvorstellung formal und inhaltlich gestaltet werden kann.

- Formal ist es sinnvoll, sich an der Gliederung des Psychologischen Befundes zu orientieren und in etwa derselben Reihenfolge eine Rückmeldung zu den einzelnen Punkten zu geben. Der Vorteil dabei ist, dass man im Idealfall die Punkte des Befundes zumindest schon stichpunktartig ausgearbeitet hat und sie als Vorlage nutzen kann.
  Zunächst kann eine kurze Rückmeldung zur Exploration und Verhaltensbeobachtung gegeben werden. Es ist dabei nicht notwendig, die geschilderte Symptomatik im Ganzen erneut zu wiederholen, diese ist der Familie ja bekannt. Man kann jedoch noch mal den Vorstellungsanlass benennen und einen eigenen, fachlichen Eindruck schildern.
  Im Anschluss können die Testverfahren mit den entsprechenden Ergebnissen erläutert werden. Dabei sind sowohl Stärken als auch Schwächen hervorzuheben. Vorbefunde können aufgegriffen und integriert werden. Wenn es keine Fragen zu den Befunden gibt, werden zum Schluss die Diagnose und Empfehlung vorgestellt und noch einmal kurz begründet.
- Zu berücksichtigen ist, dass einem (in den meisten Fällen) kein Fachpersonal gegenüber sitzt. Fachbegriffe und Abkürzungen sind daher zu vermeiden. Sind diese dennoch notwendig, sollte erklärt werden, was darunter zu verstehen ist.
- Idealerweise passt man sich dem sprachlichen Niveau des Gegenübers an – dies bezieht sich auf das Alter, auf kognitive Fähigkeiten oder auf die Herkunft und Deutschkenntnisse.
- Langsames, deutliches Sprechen und das Einlegen von Pausen, besonders nach wichtigen Punkten, ermöglichen, dass sich das Gehörte setzen kann.
- Abkürzungen oder Namen der Testverfahren führen häufig zu Verwirrung. Sie sind im Psychologischen Befund aufgeführt und können bei Interesse später genau nachgelesen werden. Es genügt, kurz zu erläutern, warum ein Verfahren eingesetzt und was damit erfasst wurde.
- Im Diagnostikgespräch wird eine Fülle an Informationen wiedergegeben, die für das Gegenüber neu sind. Es ist daher zu überlegen, welche Ergebnisse zusammengefasst und auf welche Informationen verzichtet werden können. Die Aufmerksamkeit und Konzentration sind begrenzt, noch dazu ist das Gegenüber evtl. nervös, ängstlich oder unsicher, was sich ebenso auf seine Aufnahmefähigkeit auswirkt. Wenn das Wesentliche dargestellt ist, kann man sich auch später noch für ausführlichere Erläuterungen Zeit nehmen.

- Es müssen nicht unbedingt Testwerte, T-Wert, Prozentränge … benannt werden, oftmals sind diese für das Gegenüber wenig aussagekräftig. Wichtiger ist zu betonen, ob die Ergebnisse auffällig oder unauffällig, über- oder unterdurchschnittlich sind.
- Das Gespräch sollte – wie jeder Kontakt – empathisch und wertschätzend gestaltet werden. Ressourcen werden angeführt, aber auch Problembereiche, egal wie unangenehm dies sein mag oder welche Reaktion befürchtet wird. Wenn Diagnose und Empfehlung nicht wie von den Betroffenen erwartet, sondern gravierender ausfallen, muss dies dennoch im Gespräch benannt werden. Erfahren die Betroffenen nicht während der Diagnostikvorstellung sondern erst im schriftlichen Befund (den die meisten Eltern zugeschickt haben möchten) von Problembereichen oder Empfehlungen, kann dies zu Unverständnis und Ärger führen oder dem Gefühl hintergangen worden zu sein und erschwert eine weitere Zusammenarbeit – mit einem selbst, aber auch einem anderen Therapeuten. Die Möglichkeit zur direkten Klärung sollte eingeräumt werden.
- Die gestellte Diagnose sollte begründet werden und auch, was einen zur entsprechenden Empfehlung veranlasst hat.
- Während des Gesprächs selbst, aber vor allem zum Ende, sollte es Raum für Rückfragen geben. Man kann gezielt die Kinder und Eltern ansprechen und fragen, wie das Gehörte aufgenommen wurde. Gibt es Irritationen, Unklarheiten, das Gefühl, etwas wurde nicht beachtet oder übersehen? Fühlt sich der Betroffenen verstanden? Was löst die Empfehlung aus?
- Zum Ende ist zu klären, was als nächstes passiert. Weder die Kinder und Jugendlichen, noch die Eltern sollten in Unsicherheit entlassen werden. Wenn nötig oder gewünscht, kann eine Bedenkzeit für die Familie eingeräumt werden. Dann wird ein zeitnaher Termin vereinbart um das weitere Vorgehen zu besprechen. Manchmal tauchen bei den Eltern oder Jugendlichen selbst zu einem späteren Zeitpunkt Fragen auf, dann, wenn sie das Gehörte und dessen Bedeutung verarbeiten. Diese Fragen können telefonisch oder in einem Gesprächstermin geklärt werden, bevor eine Entscheidung getroffen wird.

Vielleicht drängt sich nach dem Lesen der oben angeführten Punkte der Gedanke auf, dass es schwierig ist, alles auf einmal zu beachten und umzusetzen. Je mehr Diagnostikvorstellungen man hält, desto mehr wird man auf einzelne Aspekte achten und diese verinnerlichen. Im Wesentlichen geht es darum, Ergebnisse und Empfehlungen klar, verständlich und nachvollziehbar zu vermitteln und dabei auf sein Gegenüber einzugehen. Da man selten alle Diagnostikergebnisse im Kopf hat, kann man seine Notizen oder den vor- oder ausformulierten Befund für das Diagnostikgespräch nutzen. So ist man auch für mögliche Nachfragen gerüstet.

An die Ränder des Befundes kann man sich kleine Zeichen malen, die daran erinnern, langsam und deutlich zu sprechen, z. B. ein Ausrufezeichen, oder daran, Verständnis- und Rückfragen zuzulassen, z. B. in Form einer Sprechblase mit einem Fragezeichen darin. Auch kann man sich Begriffe notieren, die einfach und für jedermann verständlich sind und diese dann bei der Beschreibung nutzen. Mit ein bisschen Übung kommt dann auch schnell die Routine.

9. Anhang

a. Literaturempfehlungen

- Born, K. (2014). *Psychotherapeutische Diagnostik in der Praxis*. Weinheim: Beltz
- Döpfner, M. & Petermann, F. (2012). *Diagnostik psychischer Störungen im Kindes- und Jugendalter.* Göttingen: Hogrefe
- Geue, K., Strauß, B. & Brähler, E. (Hrsg.). (2016). *Diagnostische Verfahren in der Psychotherapie*. Göttingen: Hogrefe
- Irblich, D. & Renner, G. (Hrsg.). (2009). *Diagnostik in der Klinischen Kinderpsychologie: Die ersten sieben Lebensjahre.* Göttingen: Hogrefe
- Krohne, H.-W. & Hock, M. (2015). *Psychologische Diagnostik: Grundlagen und Anwendungsfelder.* Stuttgart: Kohlhammer
- Petermann, F. & Eid, M. (Hrsg.). (2006). *Handbuch der psychologischen Diagnostik*. Göttingen: Hogrefe
- Schmidt-Atzert, L. & Amelang, M. (2012). *Psychologische Diagnostik*. Berlin: Springer
- Stieglitz, Freyberger (Hrsg.). (2016). *Diagnostik in der Psychotherapie – Ein Praxisleitfaden*. Stuttgart: Kohlhammer

b. Literaturverzeichnis

- Arbeitsgemeinschaft für Methodik und Dokumentation. (Hrsg.). (2018). *Das AMDP-System. Manual zur Dokumentation psychiatrischer Befunde.* (10. Aufl.). Göttingen: Hogrefe
- Arbeitskreis OPD-KJ-2. (Hrsg.). (2016). *OPD-KJ-2 – Operationalisierte Psychodynamische Diagnostik im Kindes- und Jugendalter.* (2. Aufl.). Göttingen: Hogrefe
- Boring, G.E. (1923). *Intelligence as the Tests Test it*. New Republic, Washington DC, S. 35–37
- Dilling, H., Mombour, W. & Schmidt, M. H. (Hrsg.). (2015). *Internationale Klassifikation psychischer Störungen; ICD-10 Kapitel V (F).* (10. Aufl.). Göttingen: Hogrefe
- Döpfner, M., Breuer, D., Wille, N., Erhart, M., Ravens-Sieberer, U., & BELLA Study Group. (2008). *How often do children meet ICD-10/ DSM-IV criteria of Attention Deficit-/Hyperactivity Disorder and Hyperkinetic Disorder? Parent based prevalence rates in a national sample-results of the BELLA study. European Child and Adolescent Psychiatry*, 17 (supplement 1), S. 59–70

- Fähndrich, E. & Stieglitz, R.-D. (2018). *Leitfaden zur Erfassung des psychopathologischen Befundes: Halbstrukturiertes Interview anhand des AMDP-Systems.* (5. Aufl.). Göttingen: Hogrefe
- Falkai, P. & Wittchen, H.-U. (Hrsg.). (2015). *Diagnostische Kriterien DSM-5.* Göttingen: Hogrefe
- Fischbach, A. et. al. (2013). *Prävalenz von Lernschwächen und Lernstörungen: Zur Bedeutung der Diagnosekriterien.* In: *Lernen und Lernstörungen,* 2, S. 65–76. Göttingen: Hogrefe https://doi.org/10.1024/2235-0977/a000035 (Stand: 23.02.19)
- Gottredson, L.S. (1997). *Mainstream Science on Intelligence (editorial).* (PDF), In: Intelligence, 24: 13–23, http://dx.doi.org/10.1016/S0160-2896(97)90011-8 (Stand: 23.02.19)
- Juckel, G. & Bottlender, R. (2016). *Psychopathologischer Befund – Teil 1: Hintergründe und Gesprächsführung.* In: *Lege artis*; 6(03): S. 184–187. Stuttgart: Georg Thieme Verlag
- Petermann, F. (2018). *Psychologische Diagnostik.* In M. A. Wirtz (Hrsg.). *Dorsch – Lexikon der Psychologie* (18. Aufl.) Göttingen: Hogrefe
- Remschmidt, H., Schmidt, M. H. & Poustka, F. (2017). *Multiaxiales Klassifikationsschema für psychische Störungen des Kindes- und Jugendalters nach ICD–10.* (7. Aufl.). Göttingen: Hogrefe
- Rosenthal, R. & Jacobson, L. (1983). *Pygmalion in the Classroom: Teacher Expectation and Pupils' Intellectual Development.* Holt, Rinehart & Winston, New York 1968; deutsch: *Pygmalion im Unterricht. Lehrererwartungen und Intelligenzentwicklung der Schüler* (übersetzt von Ingeborg Brinkmann [u. a.]). Weinheim an der Bergstrasse / Berlin / Basel: Beltz
- Spearman, C. (1904). *General intelligence, objectively determined and measured.* In: *American Journal of Psychology.* Band 15, S. 201–293
- Thomas, K., Schulte-Körne, G. & Hasselhorn, M. (2015). *Stichwort-Entwicklungsstörungen schulischer Fertigkeiten.* In: *Zeitschrift für Erziehungswissenschaft* 18: S. 431–451. Wiesbaden: Springer Fachmedien. https://doi.org/10.1007/s11618-015-0642-6 (Stand: 23.02.19)
- Wechsler, D. (1956). *Die Messung der Intelligenz Erwachsener.* Bern: Hans Huber Verlag
- Westhoff, K. & Hagemeister, C. (2004). *Konzentrationsdiagnostik.* Lengerich: Pabst Science Publishers

- URL: http://www.psychometrica.de/normwertrechner.html (Stand: 23.02.19)
- URL: https://www.pukzh.ch/zuweiser-fachpersonen/kinder-und.jugendliche/praxismaterialien/ (Stand: 23.02.19)

- URL: http://www.asperger-konkret.ch/wp-content/uploads/2015/05/D_Apache2.2htdocstypo3fileadminredakteureFachklinikenKinder-JugendmedizinPsychiatrie_IEyes_test_kinder.pdf (Stand: 23.02.19)

c. Verzeichnis der Testverfahren

- ADI-R: Bölte, S. et al. (2006). *ADI-R. Diagnostisches Interview für Autismus – Revidiert.* Göttingen: Hogrefe
- ADOS-2: Poustka, L. et al. (2015). *ADOS-2. Diagnostische Beobachtungsskala für autistische Störungen-2.* Göttingen: Hogrefe
- BASIS-Math: Moser Opitz, E. et. al. (2010). BASIS-MATH 4–8; Basisdiagnostik Mathematik für die Klassen 4–8. Göttingen: Hogrefe
- CBCL/TRF/YSR: Achenbach, T. M. (2014). *CBCL/6-18R, TRF/6-18R, YSR/11-18R. Deutsche Schulalter-Formen der Child Behavior Checklist.* Göttingen: Hogrefe
- CAT: Bellak, L. (1955). *CAT. Der Kinder-Apperzeptionstest.* Göttingen: Hogrefe
- Conners-Skalen: Lidzba, K., Christiansen, H. & Drechsler, R. (2013). *CONNERS 3®. Conners Skalen zu Aufmerksamkeit und Verhalten – 3.* Göttingen: Hogrefe
- DAF: Petermann, F. & Beckers, L. (2014). *Differentieller Aggressionsfragebogen. DAF.* Göttingen: Hogrefe
- DISYPS-III: Döpfner, M. & Görtz-Dorten, A. (2017). *Diagnostik-System* für psychische Störungen nach ICD-10 und DSM-5 für Kinder und Jugendliche – III. Göttingen: Hogrefe
- DRT 1: Müller, R. (2003). DRT 1. Diagnostischer Rechtschreibtest für 1. Klassen. Göttingen: Hogrefe
- EDI-2: Paul, T. & Thiel, A. (2004). EDI-2. Eating Disorder Inventory-2. Göttingen: Hogrefe
- ELFE-II: Lenhard, W., Lenhard, A. & Schneider, W. (2018). ELFE-II. Ein Lese-Verständnistest für Erst- bis Siebtklässler-Version II. Göttingen: Hogrefe
- Familie in Tieren: Brem-Gräser, L. (2014). *Familie in Tieren.* München: Ernst Reinhardt Verlag
- FEPAA: Lukesch, H. (2005). *Fragebogen zur Erfassung von Empathie, Prosozialität, Aggressionsbereitschaft und aggressivem Verhalten. FEPAA.* Göttingen: Hogrefe
- FSK: Bölte, S. & Poustka, F. (2006). *FSK. Fragebogen zur sozialen Kommunikation – Autismus-Screening.* Göttingen: Hogrefe
- HSP: May, P. (2012). HSP. Hamburger Schreib-Probe 1–10. Göttingen: Hogrefe
- Kinder-DIPS: Schneider, S., Pflug, V., In-Albon, T., & Margraf, J. (2017). *Kinder-DIPS Open Access: Diagnostisches Interview bei psychischen Störungen im*

Kindes- und Jugendalter. Bochum: Forschungs- und Behandlungszentrum für psychische Gesundheit, Ruhr-Universität Bochum. http://www.kli.psy.ruhr-uni-bochum.de/dips-interv/kkjp/kinder-dips/index.html (Stand: 23.02.19)

- PSB-R 6–13: Horn, W. (2003). PSB-R 6–13. Prüfsystem für Schul- und Bildungsberatung für 6. Bis 13. Klassen – revidierte Fassung. Göttingen: Hogrefe
- Schweinchen Schwarzfuß: Corman, L. (2013). Der Schwarzfuß-Test: Grundlagen, Durchführung, Deutung und Auswertung. München: Ernst Reinhardt Verlag
- SCL-90-S: Franke, G. H. (2014). SCL-90-S. Symptom-Checklist-90-Standard. Göttingen: Hogrefe
- SLS: Mayringer, H. & Wimmer, H. (2014). SLS. Salzburger Lese-Screening für die Schulstufen 2–9. Göttingen: Hogrefe
- SPM: Horn, R. (Hrsg.). (2009). SPM. Standard Progressive Matrices. Göttingen: Hogrefe
- ZAREKI-R: Aster, M. v., Weinhold Zulauf, M. & Horn, R. (2005). *ZAREKI-R. Testverfahren zur Dyskalkulie.* Göttingen: Hogrefe
- ZVT: Oswald, W. D. (2016). ZVT. Zahlen-Verbindungs-Test. Göttingen: Hogrefe

Raum für Notizen

Raum für Notizen

Raum für Notizen

Raum für Notizen

Raum für Notizen

Raum für Notizen

Raum für Notizen

Selbstfürsorge und Resilience

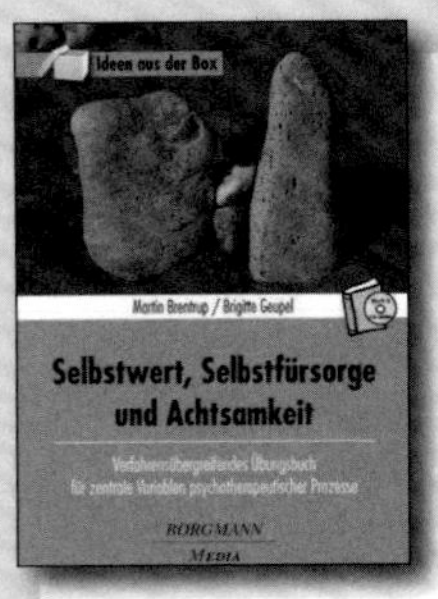

Martin Brentrup / Brigitte Geupel

Selbstwert, Selbstfürsorge und Achtsamkeit

Verfahrensübergreifendes Übungsbuch für zentrale Variablen psychotherapeutischer Prozesse

Mit den Themen Selbstwert, Selbstfürsorge und Achtsamkeit wird die Reihe „Ideen aus der Box" fortgesetzt.

In diesem Band stellen die Autoren eine Sammlung ihrer in langjähriger Praxis erprobtenÜbungen aus verfahrensübergreifender Perspektive vor. Sie fokussieren mit einem ressourcenorientierten Ansatz auf die Wechselbeziehung von Selbstwert, Selbstfürsorge und Achtsamkeit. Diese 3 Faktoren stellen Hauptziel- und Wirkebenen psychotherapeutischer Prozesse dar. Die Übungen sind leicht an Patientenmerkmale, Phasen und Prozesse anzupassen. Sie wurden aus anderen Methoden und Ansätzen verdichtet bzw. weiterentwickelt.

Wie im ersten Band der Autoren „Ideen aus der Box" wird die Textsammlung durch eine CD ergänzt. Diese enthält Materialien zum Ausdrucken und Fotos für die Arbeit mit Kraft-Quellen-Karten.

Das Buch wendet sich sowohl an Einsteiger mit entsprechender supervisorischer Unterstützung, als auch an erfahrene Tätige in den Bereichen: Psychotherapie, Beratung und Coaching.

2., verb. Aufl. 2016, 128 S., Beigabe: Bildkarten und Materialien auf CD-ROM, Format DIN A5, Ringbindung

ISBN 978-3-942976-19-0 | Bestell-Nr. 9444 | 18,80 Euro

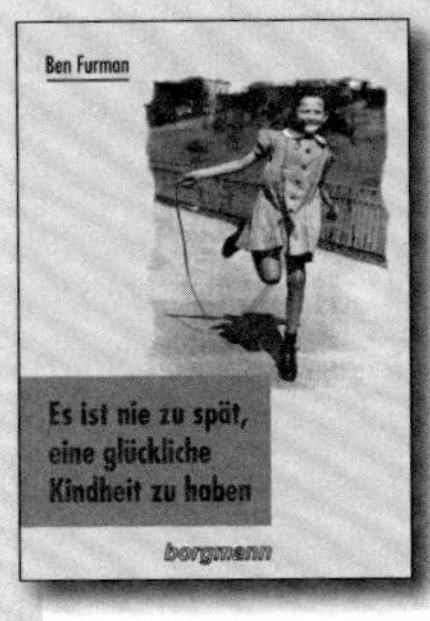

Ben Furman

Es ist nie zu spät, eine glückliche Kindheit zu haben

Bestseller: Bisher über 58.000 Auflage!

In Wissenschaft und Öffentlichkeit ist der Mythos fest verankert, dass schwierige Bedingungen in der Kindheit unweigerlich zu einem unglücklichen, gefährdeten Erwachsenenleben führen. Dies kann so sein, ist aber in den meisten Fällen nicht zwangsläufig so.

Furman lässt eine große Zahl von Betroffenen selbst zu Wort kommen, die einen schwierigen Start ins Leben hatten und trotzdem oder gerade deshalb ein gelungenes Leben führen konnten. Hier geht es nicht darum, die Wahrheit zu schönen oder zu verbiegen und uns selbst zu belügen, damit wir die traurige Vergangenheit in rosarotem Licht sehen!

Wir sollen auch nicht so tun, als hätten wir eine glückliche Kindheit gehabt, wenn es nicht so war. Aber tief in ihrem Herzen wissen die Menschen oft, was ihnen helfen könnte, und schaffen es trotz widriger Umstände glücklich zu werden. Das Buch will Mut machen, auf die innere Stimme zu hören.

Das Buch wurde in die Liste der „Einhundert Meisterwerke der Psychotherapie" aufgenommen.

7. Aufl. 2013, 104 S., Format DIN A5, br

ISBN 978-3-86145-173-0 | Bestell-Nr. 8398 | 15,30 Euro

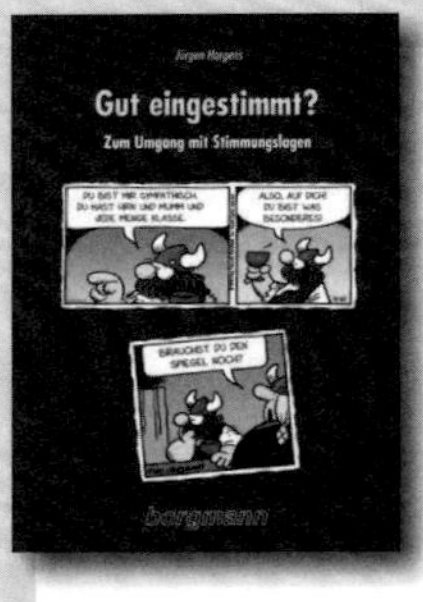

Jürgen Hargens

Gut eingestimmt?

Zum Umgang mit Stimmungslagen

„Der Ratgeber bietet einen kleinen ‚Methodenkoffer', der den Umgang mit Stimmungsschwankungen erleichtern kann. Er gibt Anleitungen, wie die Betroffenen die einzelnen Methoden adäquat für sich nutzen können. Dabei greift er u.a. auf kognitiv verhaltenstherapeutische Methoden zurück (z.B. Skalen) und klärt über die Funktion der sogenannten ‚Wunderfrage' auf (systemischer Ansatz), um nur zwei Beispiele zu nennen. Die Sprache in dem Buch ist sehr einfach gehalten, so dass es für die LeserInnen – auch ohne Vorkenntnisse – gut verständlich ist. Hargens arbeitet mit vielen bildhaften Beispielen. So gibt er z.B. auch in seinen Übungen Vorschläge, was für Gedanken kommen könnten etc. Die meisten Übungen sind gut in den Alltag integrierbar. Der Autor schreibt viel in der Ich-Form, was dem Ratgeber eine persönliche Note verleiht und dem/ der Betroffenen Hoffnung gibt.

Alles in allem ist dieser Ratgeber eine gute erste Hilfe, um einen geeigneteren Umgang mit Stimmungsschwankungen zu finden. Er zeigt einige Ideen und Methoden, die keinen Anspruch auf Vollständigkeit und keine allgemeine Wirkungsgarantie haben. Letzteres wird vor allem durch den Schreibstil in der Ich-Form deutlich ..." Anika Stitz, socialnet.de

2. Aufl. 2015, 128 S., Format 11,5x18,5cm, Klappenbroschur

ISBN 978-3-86145-336-9 | Bestell-Nr. 8573 | 9,60 Euro

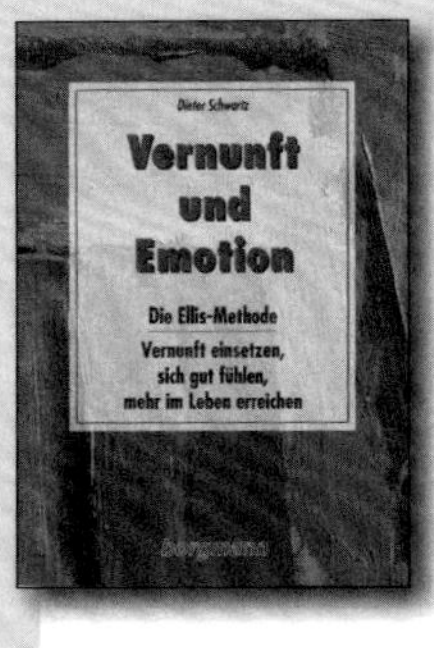

Dieter Schwartz

Vernunft und Emotion

Die Ellis-Methode –
Vernunft einsetzen, sich gut fühlen, mehr im Leben erreichen

„Es sind nicht die Dinge allein, die die Menschen beunruhigen, sondern die Sicht, die sie von den Dingen haben." Epiktet

Verständlich und klar zeigt das Buch den Zusammenhang von Denken, Fühlen und Handeln.

Der Leser wird angeleitet, sein Denken mit Hilfe der Vernunft zu überprüfen und eine neue hilfreiche Lebensphilosophie zu entwickeln. Diese ermöglicht es, in so unterschiedlichen Lebensbereichen wie Partnerschaft, Liebe, Sexualität und Beruf mehr persönliche Zufriedenheit zu erlangen.

Auf der Grundlage Rational-Emotiver & Kognitiver Verhaltenstherapie zeigt Dieter Schwartz wie

– hinderliche, negative Gefühle, beispielsweise Angstzustände, Ärger, Schuldgefühle, depressive Stimmungen u.a., in gesunde zielförderliche Gefühle umgewandelt werden können

– ungesunder Stress und dysfunktionales Verhalten zu überwinden ist

– man eine Lebensphilosophie im Dienste seelischer Gesundheit entwickeln und so vorbeugend mit den Widrigkeiten und möglichen Schicksalsschlägen des Lebens umgehen kann.

8. Aufl. 2019, 200 S., Format DIN A5, br

ISBN 978-3-86145-344-4 | Bestell-Nr. 8395 | 15,30 Euro

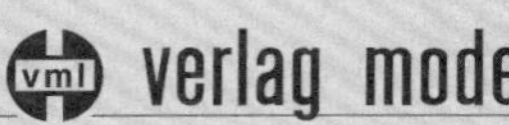

verlag modernes lernen

Schleefstraße 14, D-44287 Dortmund
Telefon 02 31 12 80 08, Fax 02 31 12 56 40
Gebührenfreie Bestell-Hotline: Telefon 08 00 77 22 345, Fax 08 00 77 22 344
Leseproben und Bestellen im Internet: www.verlag-modernes-lernen.de

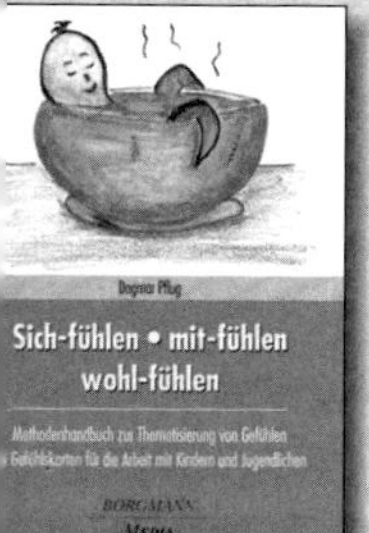

Dagmar Pflug

Sich-fühlen • mit-fühlen • wohl-fühlen

Methodenhandbuch zur Thematisierung von Gefühlen – 14 Gefühlskarten für die Arbeit mit Kindern und Jugendlichen

In allen sozialen Kontexten ist es erforderlich, eigene Erwartungen und Wünsche mit denen der äußeren Umwelt in Einklang zu bringen. Konflikte sind dadurch vorprogrammiert und gründen in der Regel auf Gefühlen wie Unzufriedenheit, Enttäuschung, Wut oder Traurigkeit. Diese und andere Gefühle differenziert zu erspüren und mitzuteilen ist oft gar nicht so einfach – Spannungen und / oder unangemessene Verhaltensweisen sind die Folge, und eine Klärung des Konflikts auf der Grundlage eines gegenseitigen Verstehens rückt in weite Ferne. „Wie geht es dir gerade?" Wenn andere meine Gefühle ernstnehmen, so gelingt mir dies auch viel besser, und ich fühle mich angenommen in der Gemeinschaft – eine wesentliche Voraussetzung für soziales Lernen und Anpassungsbereitschaft. Dieses Handbuch enthält neben 14 Gefühlskarten klar verständliche (Spiel-) Anleitungen, um Gefühle zum Thema zu machen. Sie sind gezielt einsetzbar, um das Gruppen- und Arbeitsklima zu verbessern, das Selbstbewusstsein und die Wahrnehmung zu fördern, die sozialen Kompetenzen zu stärken, Konflikte zu bearbeiten, und sie dienen der Gewaltprävention.

3. Aufl. 2019, 48 S., 14 farbige Gefühlskarten zum Ausschneiden, UV-beständiger Drucklack, Format DIN A5, Ringbindung, Alter: 5–18

ISBN 978-3-942976-03-9 | Bestell-Nr. 9448 | 16,80 Euro

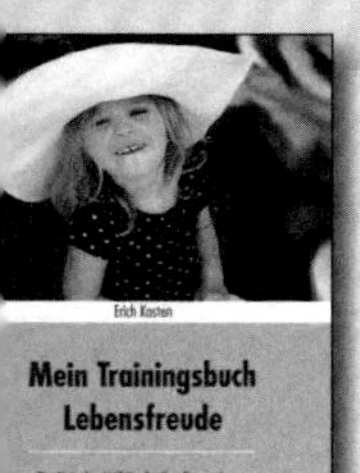

Erich Kasten

Mein Trainingsbuch Lebensfreude

Die Ab-in-den-Müll-Kur für Ihre Depressionen

Der Band gibt zunächst – anhand vieler Beispiele von Menschen, die in eine Sackgasse des Lebens geraten sind – in einem theoretischen Anfangsteil einen Überblick über unterschiedliche Formen von Depressionen und einen Einblick in medizinische, medikamentöse und psychotherapeutische Behandlungsmöglichkeiten.

Der eigentliche Schwerpunkt des Buches liegt aber in der Vermittlung von Methoden, wie man aus einer Phase von wirklich miserabler Stimmung wieder herausfindet. Depressionen werden als eine Erkrankung gesehen, der man nicht hilflos ausgeliefert sein muss. Grundlage sind Übungen, um zu lernen aktiver zu werden und mehr Lebensfreude zu genießen.

Der Leser begreift, wie er selbst (wieder) zum Boss in seinem eigenen Kopf werden und negative Gedanken und Gefühle „hinausfegen" kann. Es werden Ratschläge gegeben, um dem Gedanken zu begegnen, seinem eigenen Leben ein Ende setzen zu wollen. Es gibt Tipps, um mit Lebensereignissen abzuschließen, die unabänderlich sind.

2018, 168 S., Format DIN A5, br, Alter: ab 18

ISBN 978-3-8080-0792-1 | Bestell-Nr. 5231 | 16,95 Euro

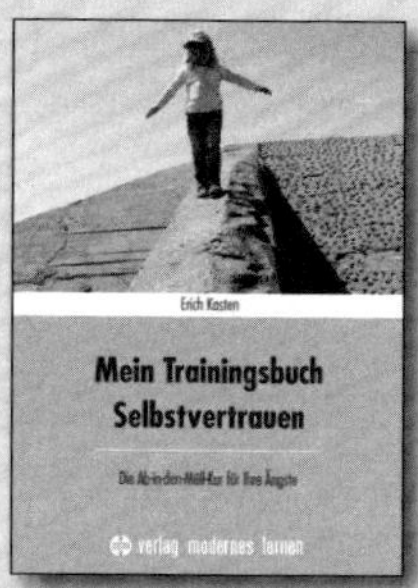

Erich Kasten

Mein Trainingsbuch Selbstvertrauen

Die Ab-in-den-Müll-Kur für Ihre Ängste

Eine Bedienungsanleitung für Ihr Selbstbewusstsein – Die gute Nachricht vorweg: Angst zu haben ist völlig normal, sich vor etwas zu fürchten hat eine Schutzfunktion und ängstliche Menschen begehen seltener Fehler. Wenn allerdings die Angst überhand nimmt und Verhaltensweisen blockiert, an denen alle anderen Menschen offenkundig Freude haben, dann sollte man etwas dagegen tun. Der Mensch hat sich eine sehr komplexe Welt geschaffen, und um einigermaßen gut durchs Leben zu kommen, muss man eine Fülle sozialer Fertigkeiten erlernen. Das Buch hilft dabei, eigene Ängste zu besiegen und Stück für Stück mehr Selbstvertrauen aufzubauen. Ob es sich darum dreht, einen Vortrag vor einer Gruppe zu halten, Prüfungsangst durchzustehen, alleine zu verreisen oder einen potenziellen Lebensabschnittspartner anzusprechen und in ein Gespräch zu verwickeln – all das kann man lernen. Mit diesem Übungsprogramm lernt man, Befürchtungen beiseite zu schieben, Ängste zu verlieren, man traut sich, neue Wege einzuschlagen und kann beruflich wie privat erfolgreicher werden.

2019, 168 S., Format DIN A5, br, Alter: ab 18

ISBN 978-3-8080-0793-8 | Bestell-Nr. 5232 | 16,95 Euro

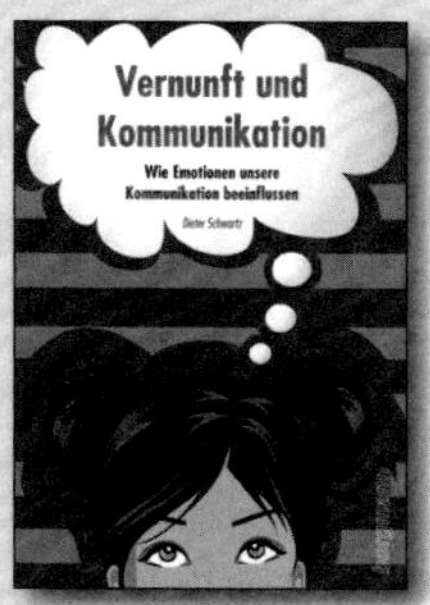

Dieter Schwartz

Vernunft und Kommunikation

Wie Emotionen unsere Kommunikation beeinflussen

Nichts beeinflusst unsere Kommunikation mit anderen so sehr wie unsere eigenen Gefühle. So werden wir etwa bei einer Meinungsverschiedenheit laut und ungerecht, weil wir wütend sind, kommunizieren unsere Wünsche und Ansichten nicht, weil wir Angst vor Zurückweisung haben, oder resignieren und verstummen ganz, weil wir uns niedergeschlagen fühlen. Solche Gefühle sind nicht nur unangenehm und ungesund, sondern auch dysfunktional, weil sie gerade die Ziele sabotieren, die wir mittels Kommunikation erreichen wollen.

Basierend auf den Erkenntnissen der Kommunikationsforschung erläutert der Autor zum einen, was den Unterschied zwischen „guter" und „schlechter" Kommunikation ausmacht, und zum anderen, dass es nicht genügt, nur zu wissen, wie man mit seinen Mitmenschen „gut" kommuniziert.

Auf Grundlage der modernen Kognitiven Verhaltenstherapie zeigt Dieter Schwartz sodann, wie hinderliche Gefühle in zielförderliche Gefühle umgewandelt werden, um das Wissen über „gute" Kommunikation auch praktisch umsetzen zu können. Mit der so gewonnenen neuen emotionalen Grundhaltung setzen Sie dann „gute" Kommunikationstechniken ein, um Ihre Ziele im beruflichen wie privaten Leben erfolgreicher verfolgen zu können.

2012, 240 S., Format DIN A5, br

ISBN 978-3-86145-333-8 | Bestell-Nr. 8571 | 15,80 Euro

Lösungen erfinden ...

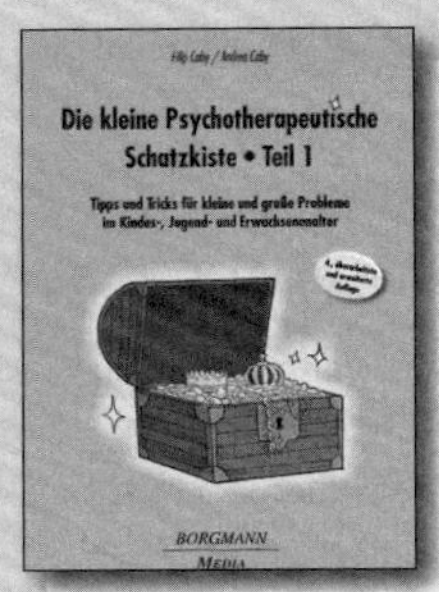

BEST SELLER

Filip Caby / Andrea Caby

Die kleine Psychotherapeutische Schatzkiste • Teil 1

Tipps und Tricks für kleine und große Probleme vom Kindes-, Jugend- und Erwachsenenalter

„Das handliche Buch ist hervorragend geeignet, immer wieder eine einzelne Intervention herauszugreifen, sich mit ihr zu beschäftigen und zu üben. Dabei erheben die Cabys getreu dem systemisch-lösungsorientierten Ansatz keineswegs den Anspruch, das allein selig machende Rezept erfunden zu haben. Sie sprechen freundliche Einladungen aus, was daraus wird, bleibt jedem selbst überlassen. Wahre Kompetenz lässt sich nicht verbergen. Deshalb mein Tipp: Greifen Sie zu, lassen Sie die exzellenten Anregungen wirken und probieren Sie aus, was Ihnen schmeckt. Finden Sie ganz im Sinne Milton Ericksons die Lösungen, von denen Sie NOCH nicht wissen, dass Sie sie kennen!" Monika Bohn, Oberursel

„Meines Erachtens darf dieses kompakte Sammelsurium 'spannender und aufregender' Interventionen in keinem Bücherregal eines Praktikers fehlen. Insgesamt kann ich konstatieren, dass das Buch 'up-to-date' ist auf dem systemischen Büchermarkt." Dennis Bohlken, systemagazin.

4., überarb. und erw. Auflage 2017, 224 S., Format 16x23cm, Ringbindung | **ISBN 978-3-942976-18-3** | **Bestell-Nr. 9403** | **19,95 Euro**

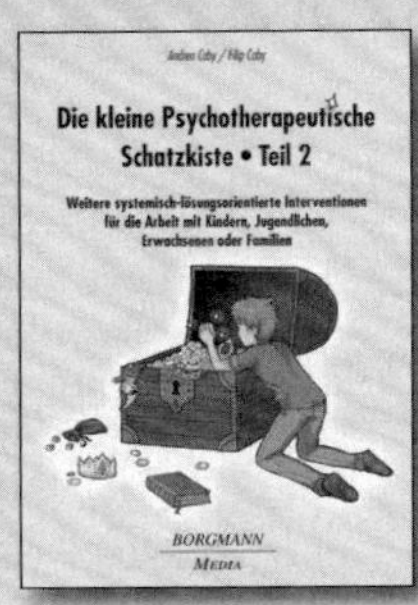

BEST SELLER

Andrea Caby / Filip Caby

Die kleine Psychotherapeutische Schatzkiste • Teil 2

Weitere systemisch-lösungsorientierte Interventionen für die Arbeit mit Kindern, Jugendlichen, Erwachsenen oder Familien

Das bietet die zweite Schatzkiste: • Neue Interventionen • Neue Indikationen • Erweiterung der Topics aus Band 1 • Noch mehr Beispiele! Die Arbeit mit Kindern, Jugendlichen, Erwachsenen, Familien oder Gruppen fordert den Therapeuten, Psychologen, Arzt, Pädagogen oder Berater immer wieder aufs Neue heraus ... Für jede noch so ungewöhnliche Herausforderung eine Idee zu haben, kreativ und flexibel reagieren zu können und dabei möglichst lösungsorientiert zu sein, ist nicht immer einfach. Aber es kann durchaus leichter werden, wenn erprobte Interventionen, besondere Fragen oder „verstörende" Kommentare griffbereit sind. Dies ist auch das Anliegen der Autoren in diesem zweiten Band – einer Übersicht über weitere originelle Ideen und Handlungsmöglichkeiten im beratenden oder therapeutischen Alltag. Mit etwas Phantasie, wohl platzierten Worten, einer Portion Humor, gewohnten Dingen oder unerwarteten Aktionen kann ein Gespräch plötzlich eine andere Wendung bekommen, eine Perspektive entstehen oder der Klient bzw. Patient erneut zum Nachdenken angeregt werden.

3., durchges. Auflage 2017, 256 S., farbige Abb., 16x23cm, Ringbindung | **ISBN 978-3-942976-23-7** | **Bestell-Nr. 9423** | **19,95 Euro**

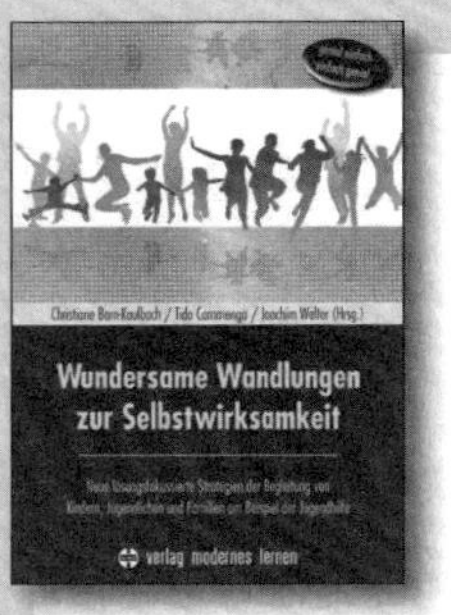

Christiane Born-Kaulbach / Tido Cammenga / Joachim Welter (Hrsg.)

Wundersame Wandlungen zur Selbstwirksamkeit

Neue lösungsfokussierte Strategien der Begleitung von Kindern, Jugendlichen und Familien am Beispiel der Jugendhilfe – genial einfach – einfach genial

„Ob Sie im Bereich der Jugendhilfe, des Jugendamtes, von Beratungsstellen, Kinder- und Jugendpsychiatrien, Einrichtungen für Menschen mit körperlichen und/ oder geistigen Einschränkungen oder auch in der Schule arbeiten, in diesem Buch werden Sie Anregungen finden, mit deren Hilfe Sie Bewährtes festigen und Neues erkunden und ausbauen können. Drei Einrichtungen unterschiedlicher Größe öffnen ihre Schatzkisten, um Sie zu ermutigen, sich davon anregen zu lassen und eigene Wege zu entwickeln. Hier werden lösungsfokussierte Verfahrensweisen und Methoden mit vielen Praxisbeispielen und Erläuterungen vorgestellt, die auf über 20 Jahren Erfahrung, Auswertung und Entwicklung beruhen. Die Verfahrensweisen ermöglichen es Ihnen, die Qualität Ihrer Kern-Arbeitsabläufe an den Schaltstellen der modernen Wirkungs- und Resilienzforschung auszubauen." Schweizerische Zeitschrift für Heilpädagogik

„Ein spannendes, kompaktes und optimistisches Buch, das den Blick auf schwierige Kinder und Jugendliche und den Blick auf die Möglichkeiten der Heimerziehung verändern und revolutionieren kann." Prof. Dr. Lilo Schmitz, socialnet.de

2016, 400 S., farbige Abb., Format 16x23cm, fester Einband
ISBN 978-3-8080-0768-6 | **Bestell-Nr. 4357** | **26,95 Euro**

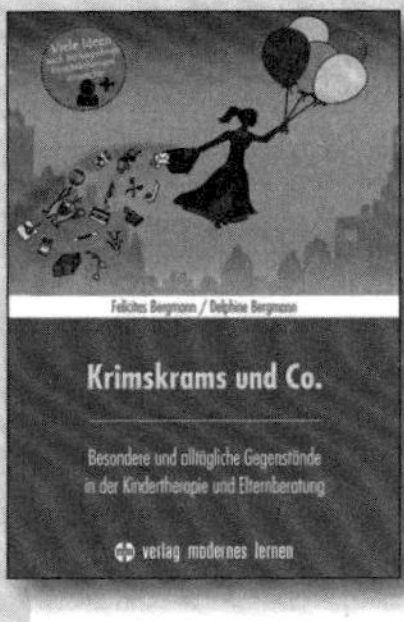

BEST SELLER

Felicitas Bergmann / Delphine Bergmann

Krimskrams und Co.

Besondere und alltägliche Gegenstände in der Kindertherapie und Elternberatung

Wer „Schatzkisten" hat braucht auch „Krimskrams" ...

„Beide Autorinnen wenden sich aus der Praxisperspektive an die Leserschaft. Man erkennt es bereits beim Querlesen an dem Ideenreichtum und der eingängigen Struktur. Der Aufbau des Nachschlagewerkes ist selbsterklärend und einfach. ...Als angehende Verhaltenstherapeutin für Kinder- und Jugendlichenpsychotherapie möchte ich dieses Buch als sehr geeignet für den Praxisalltag bewerten. Es ist ein übersichtlicher Helfer bei schnellen Planungsabläufen im Therapiealltag für einen vergleichsweise geringen Anschaffungspreis.

Besonders wertvoll empfinde ich die Beispiele für die Psychoedukation zu verschiedenen Störungsbildern. Zudem regt das Buch dazu an, beschriebene Interventionen kreativ zu erweitern und eigene Methoden zu kombinieren. ... Insgesamt empfehle ich dieses Buch als bereichernde Grundausstattung für jede Kindertherapiepraxis." Yvonne Schulte, Verhaltenstherapie mit Kindern und Jugendlichen – Zeitschrift für die psychosoziale Praxis

2017, 256 S., Format 16x23cm, Klappenbroschur, Alter: ab 5
ISBN 978-3-8080-0791-4 | **Bestell-Nr. 4361** | **19,95 Euro**

vml verlag modernes lernen

Schleefstraße 14, D-44287 Dortmund
Telefon 02 31 12 80 08, Fax 02 31 12 56 40
Gebührenfreie Bestell-Hotline: Telefon 08 00 77 22 345, Fax 08 00 77 22 344
Leseproben und Bestellen im Internet: www.verlag-modernes-lernen.de